U0198286

健康医疗馆 ONE

新版 常见病·慢性病康复指南

膳书堂文化◎编

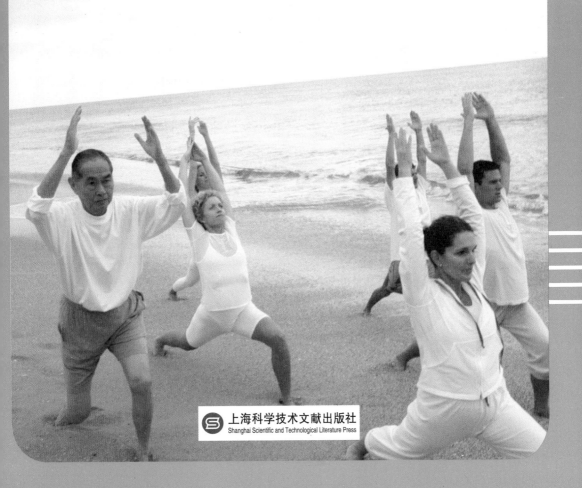

上海科学技术文献出版社
Shanghai Scientific and Technological Literature Press

图书在版编目（CIP）数据

新版常见病·慢性病康复指南／膳书堂文化编. —上海：上海科学技术文献出版社，2017

（健康医疗馆）

ISBN 978-7-5439-7446-3

Ⅰ.①新… Ⅱ.①膳… Ⅲ.①常见病—慢性病—防治—指南 Ⅳ.① R4-62

中国版本图书馆 CIP 数据核字（2017）第 125983 号

责任编辑：张 树 李 莺

助理编辑：杨怡君

新版常见病·慢性病康复指南

膳书堂文化 编

*

上海科学技术文献出版社出版发行

（上海市长乐路 746 号 邮政编码 200040）

全 国 新 华 书 店 经 销

四川省南方印务有限公司印刷

*

开本 700×1000 1/16 印张 9 字数 180 000

2017 年 7 月第 1 版 2017 年 7 月第 1 次印刷

ISBN 978-7-5439-7446-3

定价：29.80 元

http://www.sstlp.com

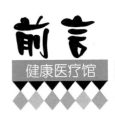

前言
健康医疗馆

所谓常见病，即如感冒、腹泻、胃炎、腹痛、呕吐等疾病，是我们日常生活中比较常见的，尤其是在季节交替时，常因增减衣物不当而导致常见病的入侵。而慢性病是属于病程长且通常情况下发展缓慢的疾病，主要指以心脑血管疾病、糖尿病、恶性肿瘤、慢性阻塞性肺部疾病等为代表的一组疾病，具有起病缓、病程长，经常反复发作，治疗效果不显著的特点，有些慢性病几乎不能治愈。

在地球上，人的生命力和对环境的适应能力都很强，但是随着人类的不断进化和生活环境的不断改变，越来越多的疾病也开始变得复杂。虽说常见病多不是致命的疾病，但是其给人们身体造成的危害一点也不小，世界上有许多人因此而遭受痛苦甚至导致残疾。

与常见病相比，慢性病的危害更大。据世界卫生组织（WHO）发表的报告指出：慢性病是世界上最首要的死亡原因，由慢性病造成的死亡约占所有死亡的60%。而截至2012年，中国有2.6亿慢性病患者，慢性病导致死亡已经占到中国总死亡的85%，由此可见中国人的慢性病正处于井喷状。

然而，人吃五谷杂粮，生病又是难免的。这时我们唯一能做的就是在疾病前做好预防，如果不幸患病，无论是常见病还是慢性病，都要懂得护理。本书正是一本以此为主要内容的书，其中涵盖了数十种常见病以及主要慢性病的疾病常识和防病方法，内容全面，通俗易懂，阅读本书可以让你少跑几次医院，少看几回医生，省一些精力和财力，得一份健康和快乐。

健康是人生最大的财富！献给每个爱惜生命的人！

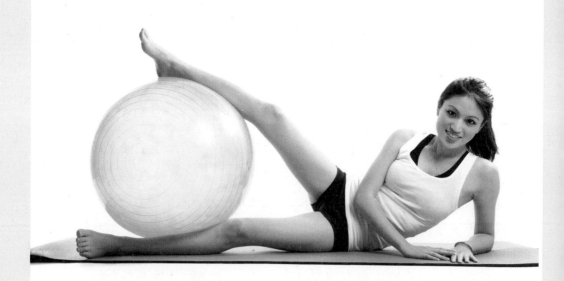

目 录
Contents

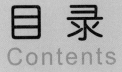

Part 1 上篇 常见病运动康复　　　1

　　常见病的发生范围很广，如呼吸系统、消化系统、循环系统、泌尿生殖系统、神经系统等，这些疾病不但会给人们的身体带来病痛，而且还会扰乱人们的日常生活，所以我们要有意识的了解这些常见疾病的种类，一旦发现自己符合某种常见疾病症状，便应及时通过各种途径寻求医治。

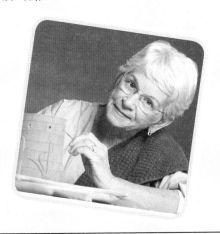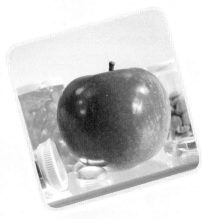

1

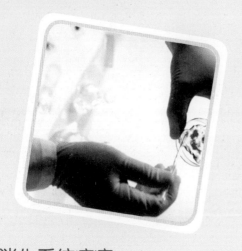
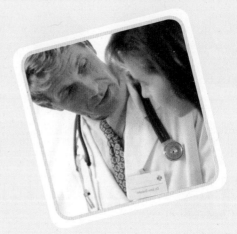

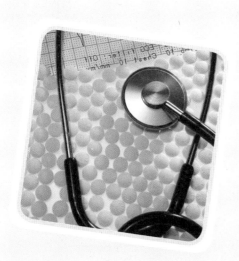
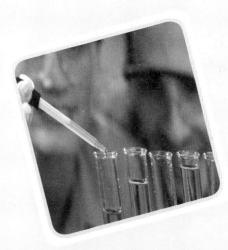

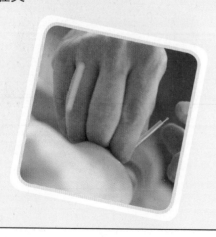
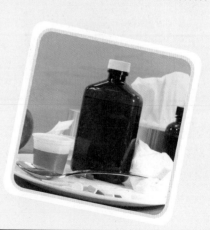

目前，慢性病已成为造成人类残疾和死亡的最主要问题。但是，由于慢性病种类繁多，病因复杂，医学界尚没有根治的有效办法。幸运的是，通过长时间的摸索研究，现已拥有一套帮助众多慢性病患者稳定病情、改善机体功能和提高生活质量的方案，如加强实践，可对身体的康复起到重要作用。

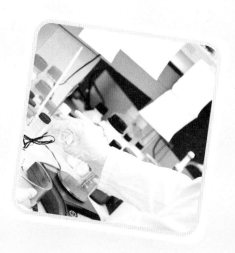

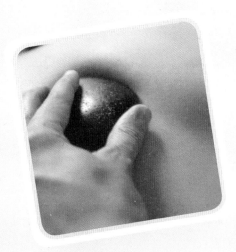

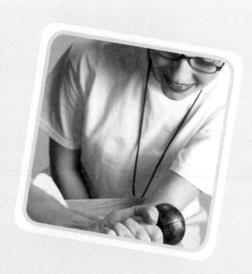
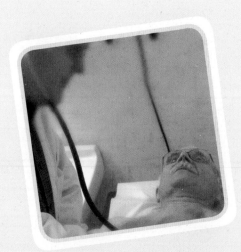

Part 1 上篇　常见病运动康复

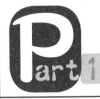

常见病的发生范围很广，如呼吸系统、消化系统、循环系统、泌尿生殖系统、神经系统等，这些疾病不但会给人们的身体带来病痛，而且还会扰乱人们的日常生活，所以我们要有意识的了解这些常见疾病的种类，一旦发现自己符合某种常见疾病症状，便应及时通过各种途径寻求医治。

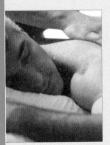
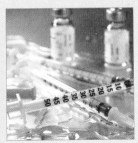
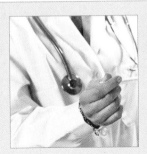
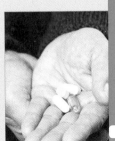

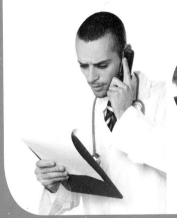
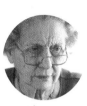

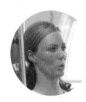

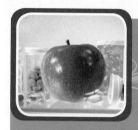

呼吸系统疾病

呼吸系统的疾病包括：鼻、口、咽喉、支气管、肺等呼吸道各部位所发生的疾病。近年来，呼吸系统疾病的发病率明显增加，使得疾病的防治工作成为不可忽视的命题。

感　冒

感冒是由细菌或病毒通过呼吸道感染所致的一种传染性疾病，常在受凉、疲劳、身体抵抗力减低时发病。发病时伴有流鼻涕、打喷嚏、咽喉发炎、头痛、咳嗽、发热和全身酸痛等

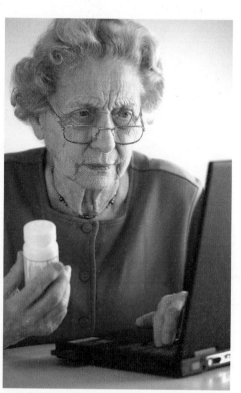

症状。发病前有 12 ～ 72 小时潜伏期。感冒本身并不严重，只是常能引起其他炎症，容易并发支气管炎、肺炎、肾炎、咽炎等严重病症。尤其是患有慢性支气管炎、肺气肿的老年人，感冒后往往引起发作，加重病情。

运动康复疗法

1 疗法一

用双掌相互摩搓至热，搓两侧颈部风池穴，各搓 64 次，然后搓大椎 64 次，流鼻涕时用手掐示指、大拇指根节处的合谷穴。

2 疗法二

站、坐练功均可。全身放松，两手互相摩擦至热，先在面部按摩 36 次；用手指自前头顶至后头顶、侧头部做梳头动作 64 次，使头皮发热；然后用手掌搓两脚脚心，各搓 64 次；最后搓前胸、腹、背部，做干浴，搓热为止。此功经常做可预防感冒。

　　本病应以预防为主，如天气突变时应随时增减衣服，在感冒流行季节尽量少去公共场所，卧室要经常通风，平时适当加强锻炼，打打太极拳、练练气功或每天做做防治感冒的按摩功。

咳　嗽

　　咳嗽是一种反射性的表现，也是保护性的动作，借以将呼吸道的异物、分泌物排出。炎症、异物及刺激性气体刺激到呼吸道再经迷走神经传到咳嗽中枢，反射性地引起咳嗽。咳嗽可在多种疾病中出现，如咽喉部炎症、气管部炎症、支气管部炎症、肺部炎症、胸膜部炎症等。

运动康复疗法

1 疗法一

　　开脚站立，两脚与肩同宽，两臂自然松垂于身体两侧，头顶正直，舌抵上颚，两眼轻闭，全身放松，摒除杂念。

　　用鼻子做深细之吸气，随吸气头慢慢转向左侧；闭气稍停，两眼向左凝视，然后慢慢把气呼出来；再用鼻子做深细之吸气，随吸气头慢慢转向左后方。

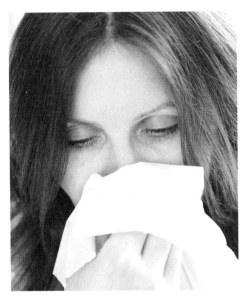

　　闭气稍停，两眼凝视后方，再慢慢把气呼出来，将头转回前方预备时位置，接着吸气头转向右侧。

　　闭气稍停，两眼凝视右方，再慢慢把气呼出来，接着吸气头向右后侧转动；闭气稍停，两眼凝视右后方，再慢慢把气呼出来，将头转向前方预备时位置。重复进行吸气、闭气、凝视动作，左右反向转动各 24 次。

2 疗法二

　　平坐于椅子上，脊背不后靠，两脚分开与肩同宽，大腿与小腿呈 90°；身体正直，全身放松，下颌微收。用鼻子做深细匀长之吸气，吸后闭气稍停，咳嗽一声使气从胸中向上冲喉而出，咳后再吸气，每日早晚，反复做多次。

3 疗法三

用刮痧板一块，镇咳风湿药油少许。先刮背部的几个经外奇穴，如背部之五柱穴、百劳穴。

刮痧之前，先将镇咳风湿药油滴几滴在被刮痧之皮肤表面，用刮痧板自发际下正中颈椎往下刮至第5、6胸椎处，方向要自上向下刮。用力要均匀适中，刮拭至出现红色斑点即可，刮完颈胸椎部位，再刮颈椎两侧之百劳穴。咳嗽厉害可刮前胸，从人迎穴往下刮至膻中穴，再从胸骨向两侧刮，即由内向外刮。

每次刮痧时，根据患者体质情况因人而异，先轻后重，一般以15分钟为宜。

第2次刮痧须等被刮出之红紫色消失或患处无痛感再进行。

爱心提醒

没患病或没有受到外部刺激是不会咳嗽的。干咳而无痰，常表示上呼吸道有急性炎症，可能是早期肺结核或胸膜炎；慢性咳嗽而有痰，常见于慢性支气管炎、支气管哮喘、肺气肿；咳嗽痰中带血，常见于肺结核、肺癌的前期症状。此外，患风湿性心脏病、心力衰竭时也可能会咳嗽。

每次刮痧后，让患者喝杯热水，可加强新陈代谢，效果较好。

支气管扩张

支气管扩张症患者运动的特点是：运动强度较小，不宜进行任何剧烈活动，特别是病情较重者不宜进行缩唇呼吸、抗阻呼吸等训练，以免增加支气管内的压力，进一步破坏管壁。要注意抗菌药物的联合应用，切不可在感染未控制的情况下盲目地运动锻炼。

爱心提醒

患者缓解期的治疗是强调的重点。在缓解期内，应着重强调全身体力和耐力的锻炼，也可以进行日光浴、森林浴、冷水浴等，以提高机体对外界刺激的适应能力。具体的锻炼方法和注意事项详见慢性支气管炎运动疗法。

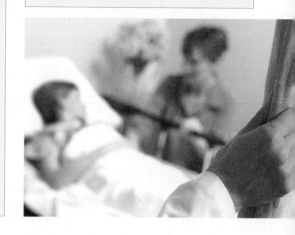

肺 炎

肺炎是由多种病因所引起的肺实质（肺泡）内的急性渗出性炎症，为呼吸系统的一种常见病。其病变范围可能局限于多个肺小叶，几个肺段，一个或数个大叶，因而有小叶支气管性肺炎、节段性肺炎、大叶性肺炎之区别。如其炎性渗出物主要在肺泡间隔等处，则为间质性肺炎。

肺炎的临床症状虽病因不同、机体反应各异、治疗早晚有差别，但主要症状有发热、咳嗽、咳痰、胸痛、呼吸困难。严重者可并发休克、败血症、心肌炎、心包炎、脓胸等合并症。

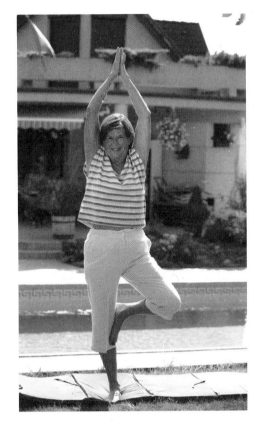

运动康复疗法

1 疗法一

中医理论认为，人体得病，是由于体内正气不足，邪气有余。病非本身素有之物，能得就能除。通过一定方式排除病气，增补元气，提高自身抗病功能，使人体恢复正常。

最好在杨树下练功，站、坐两种姿势均可，全身放松，呼吸自然，微闭两眼，摒除杂念。吸气时，意想全身毛孔全打开，一团白色气体由头顶和全身毛孔进入体内，到肺部反复冲洗肺脏；呼气时，意想肺部所有病气沿胸腹部向下，通过两脚掌涌泉穴排入地下，可反复排20分钟；排完之后，再打开全身毛孔直接吸取宇宙万物之气进入体内，增补元气。

在室外练功，要注意身体保温，穿好衣服，防止感冒。

2 疗法二

开脚站立，两脚与肩同宽，两臂自然松垂于身体两侧，头顶正直，舌抵上颚，两眼轻闭，全身放松，摒除杂念。

两臂经体侧缓慢上举过头顶，两臂伸直，并将五指向上伸直，脚后跟提起，两臂再慢慢经体侧下落还原，一上一下为1次，反复做49次。

3 疗法三

点揉阴郄穴、身柱穴、银口穴，每穴每次按揉5分钟，每日点揉2次，早晚各1次。

阴郄穴位置：位于胸部，从两乳头外侧旁开2寸，第5、6肋骨之间。

身柱穴位置：位于背部正中线，左右旁开各5分，与第3胸椎棘突下凹陷相平处。左右各1穴。

健康早知道

患者多为青壮年，男多于女。多由健康带菌者传播，由患者传播者甚少见。四季皆有发病，在冬季早春病毒性上呼吸道感染流行时较易发病。

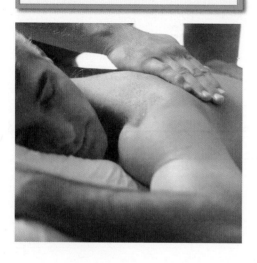

爱心提醒

1. 预防感冒。加强户外活动，特别是老年人要加强体育锻炼，增加机体抵抗力，身体不宜过度疲劳，积极预防感冒。一旦感冒要及时治疗。

2. 给患者吃高热量易消化的食物。

3. 要多饮开水，戒除烟酒。

肺 结 核

由于患者的气道功能基本正常，所以不强调呼吸方法训练，建议患者采用全身耐力训练、肌力训练、呼吸肌训练和咳嗽训练，如太极拳、呼吸操和其他医疗体操等训练方法。训练时要特别注意运动强度的控制，对于体质较弱、病情较重的患者，运动时间可以为3～5分钟，休息若干分钟后再继续。对于病情较轻或稳定的患者则可以进行强度较大的有氧训练。另外，日光浴、空气浴和冷水浴对于肺结核患者有良好的作用。

运动康复疗法

1 疗法一

气功对结核病的治疗疗效比较显著，肺结核患者适用的气功锻炼方法包括：

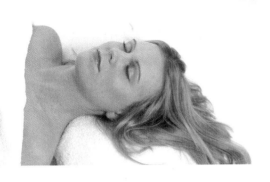

（1）仰卧放松功

取仰卧位，头枕软枕，两臂自然置于身体两侧，两腿放松伸直，两眼微闭，嘴自然闭合，舌抵上颚。自然呼吸，呼吸要细、慢、匀、深。吸气时默念"静"，呼气时默念"松"，在呼气时有意识地依次放松头、两臂、胸、背、腹、臀、两腿、两足。每次练20～40分钟，每日1～2次。

（2）端坐强壮功

取坐位，两腿与肩同宽，凳子的高度与小腿的长度一致；膝关节、髋关节均呈90°；身体端正，两手掌心向下置于膝盖上；两肘自然微屈，头端正，下颌微收，立腰、垂肩、含胸；两眼微闭，嘴自然闭合，舌抵上颚。呼吸入静同上。

（3）盘腿平坐强壮功

取坐位，两腿交叉自然盘坐；两膝不接触床垫，臀部微向后凸；身体端正，两手迭握于脐下，掌心向上，拇指交叉，两肘自然微屈；头端正，下颌微收，立腰、垂肩、含胸；两眼微闭，嘴自然闭合，舌抵上颚。呼吸入静同上。

（4）站桩式强壮功

取站位，两腿与肩同宽，膝微屈，立腰、垂肩、含胸，两眼微闭，嘴自然闭合，舌抵上颚。两臂屈肘抬起，两手微屈似握半球状。呼吸入静同上，也可以始终将意念集中于丹田穴位。

2 疗法二

（1）侧胸部运动

适用于一侧肺部障碍为主的患者。取坐位，两腿自然弯曲，两手置于下腹部，保持放松。第1拍，吸气，

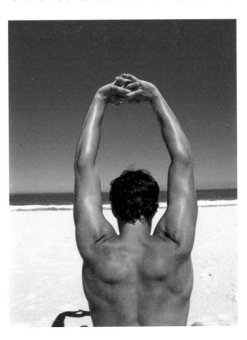

向右侧弯腰，左侧肩部抬高，左手自然上移至左侧胸部，右肩部尽量放松，右手自然下垂；第2拍，呼气，回到起始位；第3拍，吸气，向左侧弯腰，右侧肩部抬高，右手自然上移至右侧胸部，左肩部尽量放松，左手自然下垂；第4拍，呼气，回到起始位置。要求动作幅度尽量大，速度尽量慢一些。第5～8拍重复进行。

（2）上胸部运动

适用于上肺部病变的患者。取坐位（靠背椅），两腿自然弯曲，保持放松。首式，两手上举，手指交叉放在头后枕部，肘关节放在前方。第1拍，吸气，肘关节向两侧尽量伸展，头颈后伸，腰挺直，尽量扩张胸部，增加上胸部通气；第2拍，呼气，肘关节恢复到首式，两手抱住头颈向前屈，以尽量压缩胸部；第3拍，吸气，

肘关节恢复至首式；第4拍，呼气，两手同时缓慢落下，在呼气末加压腹部。重复2遍。

（3）胸膝运动

适用于肺部残气较多或合并肺气肿的患者。取坐位（靠背椅），两腿自然弯曲，保持放松。首式，两手放松置于膝盖中。第1拍，吸气，两手缓慢上举过头顶，头颈后伸；第2拍，呼气，两手置于小腹丹田穴位；第3拍，吸气，两手稍施加压力，并随吸气逐渐浮起；第4拍，呼气，两手缓慢向前下方放，手指尽量触地或触及自己的小腿，尽量压缩腹部，帮助排出残气，然后回到首式。重复2遍。

（4）床上运动

作为体质较弱进行胸膝运动的替代方法。取仰卧位。首式，两腿自然屈曲，两脚置于床面，两手置于上腹部。第1拍，吸气，两腿屈膝屈髋，向腹部靠拢；第2拍，呼气，两手抱住膝关节，缓慢向上腹部压迫；第3拍，吸气，缓慢将两腿和两手放回首式；第4拍，呼气，两手适当压迫上腹部，两腿伸直。重复2遍。

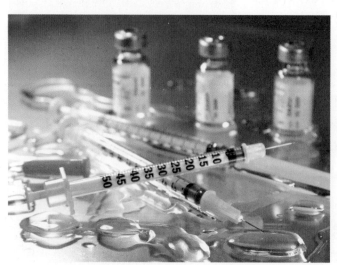

消化系统疾病属常见病，包括食管、胃、肠、肝、胆、胰以及腹膜、肠系膜、网膜等脏器的疾病。不同部位的不同疾病，病因、发病机制、病理生理过程有很大不同，所以治疗方法也十分迥异。

消化系统疾病

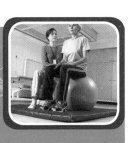

食道憩室

食道憩室是一种少见病，指食道管壁向外突出所形成的局限性囊状扩张。根据发病部位可分为颈咽食道憩室、食道中段憩室和膈上食道憩室三种。前两种食道憩室的病因相同，都因为食道某部存在薄弱点，食道壁由此薄弱点向外膨出形成憩室，称为膨出型食道憩室；发炎的支气管淋巴腺与食道壁产生粘连，由于瘢痕挛缩将食管壁外牵，形成食道中段憩室，称为牵引型食道憩室。

运动康复疗法

1 疗法一

开脚站立，两脚距离与肩同宽，两臂松垂，掌心贴近股骨外侧，头顶正直，舌抵上颚，体重平均在两脚，摒除杂念，放松身心。两眼平视，两掌转至两大腿前面，含胸实腹，屈膝蹲身，沉臀部，头向前微低，两掌心

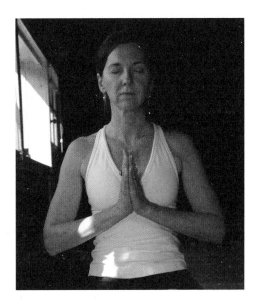

摸到膝盖为止。身体慢慢直立，挺胸仰头使脊柱向后弯。蹲身手摸到膝盖低头，直身挺胸仰头为 1 次。共做 36 次。

2 疗法二

两脚开立，与肩同宽，全身放松，想象自己站在宇宙的中心，心中默念："头顶连天心，两脚连地心，肚脐连着宇宙的中心，三个宇宙的能量统统地聚集在我的丹田之中，我在气中，

气在我中，我在光中，光在我中。"如此反复默念 3 遍。

然后男用左手，女用右手放在背部距命门穴约 10 厘米处，手不要接触衣服，以掌心劳宫穴对正命门穴划圆弧，顺逆时针划圆均可，根据自己感觉，怎么舒服怎么划圆，划 5 分钟，腰腹有热感时将手掌贴在命门穴上 3～5 分钟，待命门穴形成气团，产生热感，周身放松，深吸一口气，把热气团引至会阴穴。自然呼吸。男默数 9 息（一呼一吸为 1 息），女默数 6 息，再深吸一口气，将热气团引至丹田穴，转入自然呼吸后再男默数 9 息，女默数 6 息，再深吸一口气，将热气团引至膻中穴，如上法再由膻中穴引至百会穴，由百会穴引至玉枕穴，由玉枕穴引至大椎穴，由大椎穴引至命门穴，为 1 周。意守命门穴 3～5 分钟。再由任脉穴逆转周天，每次转 3 周。最后自然呼吸片刻。双手搓热，摩搓面部 24 次，头部 24 次。全身放松，散步 60 步，收功。

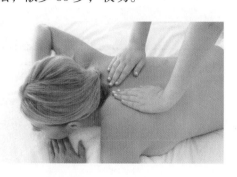

食道憩室多见于男性，常出现于中年以后。

膨出型憩室的早期可有轻微症状（如轻度异物感或轻度下咽困难）或根本无症状，待憩室逐渐长大则出现胸骨后疼痛，吃食物有局部压迫感觉。颈咽食管憩室可于颈左侧突出，进食后有反呕现象。憩室内存储食物过多时，可压迫食管产生吞咽困难、呕吐，食物于憩室内可导致憩室炎、溃疡，甚至穿孔。长期食管梗阻、呕吐，可使患者极度消瘦、脱水。

牵引型憩室的症状多不明显，可有不同程度的胸骨后疼痛，或下咽梗阻感、摩擦感。牵引型憩室一般不会形成大型下垂憩室，故临床很少有食管梗阻或食物滞留现象。

胃和十二指肠溃疡

胃和十二指肠溃疡是指在胃或十二指肠部位发生凹陷性溃疡。溃疡也可发生在食道下段及胃肠吻合术后的吻合口，或空肠、回肠。

胃和十二指肠溃疡是我国的多发病之一，全世界各地也很多见。可发生于任何年龄，但以青壮年多见（20～50 岁）。临床上十二指肠溃

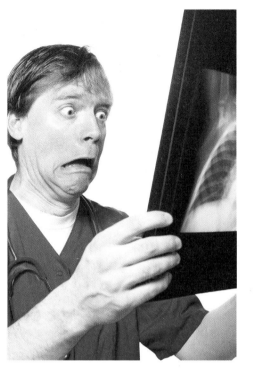

掌心贴近股骨外侧，中指尖紧贴风市穴，头顶正直，舌抵上颚，体重平均在两脚，摒除杂念，放松身心，全身放松，左手抬至胸前，掌心向内，指尖向右，合谷穴张开放平。右手无名指、小指、大拇指回曲，食指中指伸直，指尖向下，沿左手大拇指尖、合谷穴、食指划弧，划108圈。再换成右手放置胸前，左手食指、中指伸直，在右手合谷穴上划108圈。

2 疗法二

并脚站立，两臂自然下垂，两掌心贴股骨外侧，中指尖紧贴风市穴，头顶正直，舌抵上颚，体重平均在两脚，摒除杂念，放松身心，两眼平视，松肩垂肘，两臂左右展开，两掌胸前相合，两手劳宫穴相贴，但勿用力，意想两掌掌心。两掌在左前方围绕头顶划第1个圆弧。视线要始终注视手掌运行方向，在两掌向左侧运动时，腰胯要向右侧扭动，两掌转到身体右侧时，腰胯尽量向左扭动，手掌与腰胯运动的方向始终相反。头部第1个圆弧划完后，两掌回到胸前，屈膝蹲身，两掌继续向左绕膝划第2个圆弧。

划完第2个圆弧后站起，两掌经小腹前绕胸部划第3个圆弧，划完两臂伸直停在小腹前。

疡发病年龄较胃溃疡早，发病率也较高，其比例是3~12∶1。本病男性多于女性（尤其十二指肠溃疡），男女之比是3.9~8.5∶1。

消化性溃疡是老年人的常见疾病。老年人患溃疡病并发穿孔的，比青壮年高2～3倍，特别是有些老年人，穿孔后常无明显症状，容易误诊。还有大约4%～5%的胃溃疡发生癌变。因此，老年人患消化性溃疡要引起重视，及早治疗。

运动康复疗法

1 疗法一

两脚开立，与肩同宽，两臂松垂，

上篇 常见病运动康复

左掌翻转向上，左肘曲向左后，两掌向左划第4个圆弧，高度在左胯上方，右前臂紧贴左肋。然后两大拇指转向上，转腰两掌回到中间。

右掌翻转向上，右肘曲向右后，两掌向右划第5个圆弧，高度在右胯上方，左前臂紧贴右肋。然后两大拇指转向上，转腰两掌回到身体前面，两臂向前伸直。

两掌向上至头顶沿面前下降，划第6个圆弧，合掌当胸，停于胸前。

收功：十根手指依次分开，松肩垂肘，两手自然落于身体两侧。反复做6次。

3 疗法三

（1）站式：开脚站立，两脚分开与肩同宽，两臂松垂，两掌心贴股骨外侧，头顶正直，舌抵上颚，体重平均在两脚，摒除杂念，放松身心。

（2）坐式：平坐于椅子的前2/3处，两脚分开与肩同宽，大腿与小腿呈90°，身体正直，背不要后靠，下颌微收，全身放松。

（3）卧式：仰卧，头枕在高低适度的枕头上，两脚分开与肩同宽，

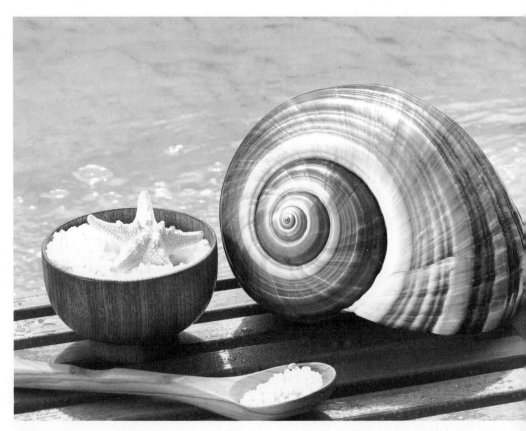

两手放身体两侧，掌心向下，轻轻闭起眼睛，周身放松。

此时完全用意念引导：意想头顶放松，前额放松，面部放松，两耳放松，颈部放松，两肩放松，两上臂放松，两小臂放松，两手放松，胸部放松，腹部放松，后背放松，后腰放松，会阴部放松，两大腿放松，膝盖放松，小腿放松，脚面放松，小脚趾依次放松，脚心放松，两脚好像浸在温水中（夏天意想两脚浸泡在凉水中），最后连续默念"全身放松"3遍。

胃神经官能症

胃神经官能症是以胃功能障碍为主的一种胃的功能性疾病。如果人们长期受不良饮食环境的刺激，或在吃饭时情绪不良，就容易发生各种各样的胃肠道症状，如嗳气、恶心、呕吐、腹痛等，结果就产生了胃神经症。

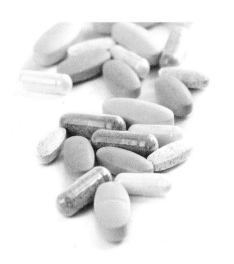

运动康复疗法

1 疗法一

开脚站立，两脚距离与肩同宽，两臂自然下垂，掌心贴近股骨外侧，头顶正直，舌抵上颚，体重平均在两脚，摒除杂念，放松身心。

两眼平视，两手掌转至两大腿前面，含胸实腹，屈膝蹲身，沉臀部，头向前微低，两掌心向下慢慢摸到膝盖为止。

身体慢慢直立，挺胸仰头，使脊椎略微向后弯曲。蹲身摸到膝盖处低头，直身挺胸仰头为1次。每回做36次。

2 疗法二

并脚站立，两臂自然下垂，两掌心贴近股骨外侧，头顶正直，舌抵上颚，体重平均在两脚，摒除杂念，放松身心。

两眼平视，松肩垂肘，两臂左右展开，向前上方划弧，至胸前两掌相合，两掌心劳宫穴相贴，但勿用力，意想两掌掌心。两掌向左前上方围绕头顶划第1个圆弧。始终注视手掌运动方向，在两掌向左侧运动时，腰胯要向右侧扭动，两掌转到身体右侧时，腰胯尽量向左扭动，两掌与腰胯运动方向始终相反。第1个圆弧划完后，两掌回到胸前，屈膝蹲身，两掌继续绕膝划第2个圆弧，划完第2个圆弧后站起。两掌经小腹前绕胸部划第3个圆弧，划完两臂向前伸直，停在小腹前。

左掌翻转向上，左肘曲向左后，两掌向左划第4个圆弧，高度在左胯上方，右前臂紧贴左肋。然后两手大拇指转向上方，转腰两掌回到中间。

右掌翻转向上，右肘曲向右后，两掌向右划第5个圆弧，高度在右胯上方，左前臂紧贴右肋。然后两大拇指转向上方，转腰两掌回到身体前面，两臂向前伸直。

两掌向上至头顶沿面前下降。划第6个圆弧，合掌当胸，停于胸前。

收功：十根手指依次分开，松肩垂肘，两手自然落于身体两侧。此为1遍，反复做6遍。

直肠脱垂

直肠脱垂是肛管、直肠黏膜、或直肠和部分乙状结肠脱出肛门的一种疾病。病因为解剖缺陷，如直肠前腹膜凹陷；盆腔底部提肛肌与盆肌膜孔穴扩大；盆腔底部提肛肌及周围支持组织、筋膜、侧韧带等软弱松弛，不能支撑直肠。

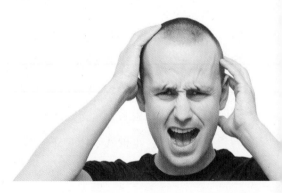

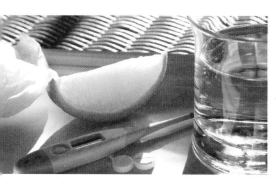

运动康复疗法

1 疗法一

开腿站立，两臂自然下垂，两掌心贴近股骨外侧，头顶正直，舌抵上颚，体重平均在两脚，摒除杂念，放松身心。两眼平视，两手掌转至两大腿前面，含胸实腹，屈膝蹲身，沉臀部，头向前微低，两掌心摸到膝盖为止，含胸低头。身体慢慢直立，挺胸仰头使脊椎向后弯，同时往后扩胸肩。蹲身手摸到膝盖，含胸低头，直身挺胸仰头为1次，共做36次，每日早晚各做1次。

2 疗法二

平坐在椅子上，两脚分开与肩同宽，大腿与小腿呈90°，两手放大腿上，身体正直，全身放松，头向后仰，面部朝天，用鼻深吸一口气，吸气时意想由会阴穴往上吸经膻中穴直到头顶百会穴，同时配合提肛门；接着用嘴深呼一口气，肛门放松。再吸

气提肛气达百会穴。一呼一吸为1息，共做64息，每日早晚各做1次。

3 疗法三

并脚站立，两臂自然下垂，两掌心贴近股骨外侧，头顶正直，舌抵上颚，体重平均在两脚。摒除杂念，放松身心。然后屈膝下蹲，下蹲时肛门放松，两手抱住两膝，稍停即站立，站起时用力缩紧肛门，从而增强肛门肌肉的力度，一蹲一起为1次，连续做36次，每日做2~3遍。

健康早知道

直肠脱垂常见于小儿和老年人。小儿因气血未旺，盆腔内组织发育尚不完全，骶骨发育不良，造成腹压增高时，脏器下坠，直肠缺乏后方骶骨的支撑，即向下脱出。

直肠脱垂早期，黏膜自肛门脱出，色红而有光泽，便后能自动缩回，以后逐渐不能自行复位，需用手推回，如时间过久，肛管括约肌松弛，在咳嗽、走路等腹压增加的情况下，直肠也有可能脱出。黏膜因长期脱出受衣裤摩擦刺激而变厚、发紫，引起感染、溃烂，导致大便中带有黏液及血液，患者感觉肛门老有坠感。长期直肠脱垂，往往伴有隐匿性肛门失禁。

专家发言

脱垂可分三度：一度脱垂，直肠黏膜脱出肛门外3～4厘米，可自行缩回；二度脱垂，直肠全部脱出肛门外5～12厘米，便后需用手托回；三度脱垂，直肠及部分乙状结肠脱出肛门外12厘米以上，肛门松弛无力。

爱心提醒

大便时注意不要蹲得太久。便后注意臀部夹紧，不要分离，防止直肠脱出。若脱出应立即使其恢复，并在肛门外缠纱布多层，再用胶布或丁字带抵压住。坚持练习，有望早日康复。

胆石症

胆石症是指胆囊、胆道内结石所产生的症状。胆石的形成大多数是和胆囊感染及胆汁郁积有关，胆石症发病多见于中年人。

胆石症的症状决定于下列几方面的因素：

（1）胆石是静止的还是移动的；

（2）胆石阻塞的部位和程度；

（3）是否并发胆囊或胆道感染。

静止的，无胆流阻塞的，无胆囊、胆道合并感染的胆石症，可能症状不明显，或仅有轻微的胃部不适，消化不良，有时可伴有上腹中部和右季肋部轻微的钝痛。

当胆石在胆囊颈部，或者在胆总管的出口处引起一定程度的阻塞时，就可能出现下列两方面症状：

①由于胆囊和胆管的痉挛性收缩，患者可突然发生上腹中部或右季肋部疼痛，并常放射至右肩胛部。发作时，疼痛一般极为剧烈，以后逐渐松缓，然后又重新发作，故一般为阵发性绞痛。绞痛剧烈时，常伴有恶心、呕吐、寒战，患者多弯腰在床上辗转。疼痛部位腹肌的紧张度随着腹痛的强弱而增减。

如果钳闭的胆石已经松解，疼痛也即随之消失，而只在局部留下轻度的深部触痛。

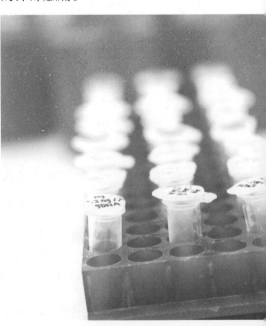

②黄疸和并发胆道感染。胆总管被胆石阻塞后会出现黄疸和棕黄色小便，并随阻塞的程度而增加。完全阻塞时，则大便呈淡灰色。

如果并发胆管炎，则有寒战、高热。如果胆管长期阻塞，则将引起肝硬化。如果胆石阻塞胆囊管，则有时可在右上腹摸到肿胀的胆囊。如果并发胆囊的急性感染，则将出现急性胆囊炎的症状。

运动康复疗法

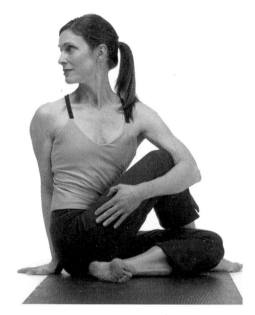

1 疗法一

并脚站立，两臂自然下垂，两掌心贴近股骨外侧，中指指尖贴风市穴，头顶正直，勿向左右观望，舌抵上颚，体重平均在两脚，摒除杂念，放松身心。

两眼平视，松肩垂肘，两臂左右展开，向前上方划弧，胸前两掌相合，两掌心劳宫穴相贴，但勿用力，意想两掌掌心。

两掌向左前上方围绕头部划第1个圆弧。始终注视两掌运动方向，在两掌向左侧运动时，腰胯向右侧扭动。两掌转到身体右侧时，腰胯尽量向左，两掌与腰胯的运动方向始终相反。第1个圆弧划完后，两掌回到胸前，屈膝蹲身，两掌继续绕膝划第2个圆弧。

划完第2个圆弧后站起，两掌经小腹前绕胸部划第3个圆弧，划完两臂直伸停在小腹前。

左掌翻转向上，左肘曲向左后，两掌向左胯上方划第4个圆弧。右前臂紧贴左肋，然后两手大拇指翻转向上，两掌回到中间，两臂向前伸直。

右掌翻转向上，右肘曲向右后，两掌向右胯上方划第5个圆弧，左前臂紧贴右肋。然后两手大拇指翻转向上，两掌回到中间，两臂向前伸直。

两掌向前上至头顶沿面前下降，划第6个圆弧。合掌当胸，停于胸前。

收功：十根手指依次分开，松肩垂肘，两手自然落于身体两侧。此式反复做6遍。

2 疗法二

两脚开立，与肩同宽，两臂自然松垂，体重平均在两脚，头顶正直，舌抵上颚，全身放松，两手置于腹部，掌心向内，合谷穴相对。两掌向外向上，左掌逆时针在左侧胸腹部划弧，右掌顺时针在右侧胸腹部划弧，两掌往上划弧时吸气，两掌往下划弧时呼气，两掌往下划时要稍用力。

每次划 24 圈。早晚空腹时练此功。

3 疗法三

两脚分开，与肩同宽，头顶正直，舌抵上颚，全身放松，两手置于腹部，两掌重叠，男左手在内，女右手在内，两眼轻闭，做深细匀长的逆腹式呼吸，即吸气时小腹内收，呼气时小腹自然放松，向外凸起。一呼一吸为 1 息，共做 36 息。

然后转变为自然呼吸，每次静站以 30 分钟为宜。

脂肪肝

运动康复疗法

运动疗法开始前应进行全面的医学检查、物理检查和生活方式评估。具体运动以尽可能动员全身肌肉的中等量有氧运动为主，并根据运动强度决定每次运动持续的时间（15～60分钟）和实施的频率（每周3～5次）。同时注意坚持预备和整理活动以防运动损伤，运动量应由小到大，缓慢递增。运动锻炼的具体方案如下：

（1）运动项目：主要选择中等强度的有氧运动，包括中速步行（每分钟120步左右）、慢跑、骑自行车、游泳、广播体操、跳舞、打羽毛球等；可按照个人身体状况和爱好来具体地选择。

（2）运动强度：针对脂肪肝治疗，运动强度不能过小。一般来说，锻炼时心率或脉搏至少要维持在每分钟100次以上，但最高心率不宜超过200减去实际年龄。另外，老年人运动强度要比中年人低些，同时要注意自我感觉。如果锻炼后只有轻度疲劳感，而精神状态良好，食欲和睡眠正常，说明强度合适；如果锻炼后十分疲乏、四肢沉重、不思进食、睡眠欠佳，且精神不爽，表明强度过大，应适当调整。

（3）运动时间：一般的有氧锻炼，每次需要持续20分钟以上才有效。因为至少运动20分钟后人体才开始由脂肪供能，且运动时间越长，脂肪供能的比例越大，效果也越明显。

当然，最长也不宜超过60分钟。整个运动过程中可分为三个时期：一为热身期，约5～8分钟，老年人可适当延长。主要进行一些伸展性的、柔软性的大肌群活动；二为锻炼期，约20～30分钟，老年人可适当缩短；三为整理期，目的是使身体逐步恢复到运动以前的状态，约8分钟左右，可做一些舒缓运动，避免血液在组织中滞留。

（4）运动频率：一般每周3～5次，若为中年肥胖者，应增加锻炼次数，每周5～7次为宜；最好在下午4时后或晚上锻炼，一般不主张晨练。

（5）太极拳治疗：

①上身微左转，右手随之向左划弧自头前下落，注视右手。

②上身右转，随之右手向下、向右、向上划弧至右前方，高与头平；掌心斜向上；左手向上、向右、向下划弧至右肋旁，掌心向下；左脚收至右脚内侧；注视右手。

③上身左转，左脚向前上步，脚后跟轻轻落地；右臂屈肘，右手收至耳旁，掌心斜向前；左手向下划弧至腹前；注视前方。

④重心前移，成左弓步；右手成立掌向前推出，指尖高与鼻平；左

手由左膝前掠过，按于左胯旁；注视右掌。

⑤重心稍后移，左脚尖外撇，上身左转；右手随之向左划弧；注视右手。

⑥左手向左、向上划弧，举至身体左前方，高与头平，掌心斜向上，右手摆至左肋旁，掌心向下；右脚收至左脚内侧；注视左手。

⑦上身右转，右脚向前上步，脚后跟轻轻落地；左臂屈肘，左手收至耳旁，掌心斜向前，右手向右、向下划弧至腹前；注视前方。

⑧重心前转，成右弓步；左手成立掌向前推出，指尖高与鼻平，右手由右膝前掠过，按于右胯旁；注视左掌。

特别注意

锻炼后如有轻度疲劳感，但精神状态良好，体力充沛、睡眠好、食欲佳，说明运动量合适；若锻炼后感到十分疲乏、四肢酸软、头晕、周身乏力、不思饮食、失眠，说明运动量过大，需要及时调整。锻炼过程中，如果出现呼吸困难、面色苍白、恶心、呕吐等情况，应立即停止运动，必要时还应采取相应的处理。

禁宜事项：

慢性脂肪肝患者如无严重并发症均可参加一般体育运动，但需在医生指导下进行强度合适的运动，体育锻炼的重要性仅次于饮食控制。脂肪肝患者亦可通过修正行为和运动疗法促进戒酒和控制病情。脂肪肝患者并发下列疾病时应尽量减少运动，并且需在医疗监护下运动：频发室性早搏和心房颤动；室壁瘤；肥厚梗阻性心肌病、扩张性心肌病和明显的心脏肥大；血糖控制不好的糖尿病，特别是常有低血糖发作者；甲状腺功能亢进；肝肾功能损害；严重肥胖或继发性肥胖。肥胖度70%以上的肥胖者可以先采取药物疗法，待体重减轻至肥胖度50%以下时再开始运动疗法。

运动可以消耗能量，增加胰岛素敏感性和减肥健身。如果为急性脂肪肝或脂肪性肝炎，或伴有肝肾心功能不全等情况时，应适当减少运动量，以休息为主。

脂肪肝患者并发下列疾病时不应运动：急性心肌梗死；不稳定性心绞痛；充血性心力衰竭；严重的心律失常；重度高血压；严重糖尿病；肾功能不全；严重脑血管疾病；肝功能明显损害或已发展至失代偿期肝硬化。

脂肪肝患者尤其是高龄患者的运动疗法，应在确定其有无心脏疾病、肺疾病、骨和关节疾病或脑神经疾病及其程度后实施。在制订运动康复疗法前，应进行详细的医学检查、物理检查和生活方式评估，并且在运动实施过程中定期反复进行，以判断运动疗法的效果及其安全性。

医学检查：运动时有可能发生各种疾病或使某些潜在性疾病显性化。除测定安静时的心电图和血压外，还必须通过运动负荷试验对运动时的反应进行正确评估，并检查眼底、血脂、血糖和肝肾功能。此外，骨关节状况和有无障碍等骨科和外科体格检查，对预防运动引起的损伤也很重要。

物理检查：要充分考虑患者的体型和身体适应性。除需测定身高、体重、基础代谢值外，尚通过特殊仪器检测体内脂肪含量，以及通过腹围／臀围比值、CT、超声波判断体内脂肪分布。此外，肌力、柔软性等评价身体适应性的指标也可列为测定项目。

生活方式评估：根据患者的生活方式制订出合理的运动康复疗法。另外，肥胖症、糖尿病、高脂血症、高血压和脂肪肝等病也可称为"生活方式病"，故需要改变这种多坐少动的生活方式。

脂肪肝患者进行体育锻炼时应从实际出发，选择自己爱好、又容易坚持下去的运动项目，运动量要适合自己的身体条件，运动强度要合适，同时需要考虑安全问题（如自己的体力、心肺功能的承受能力、环境、场地的设施）和能否达到预期目标（如体重下降范围、体内脂肪分布和肝内脂肪改善程度），要将安全、效果与兴趣三者统一起来进行科学锻炼。

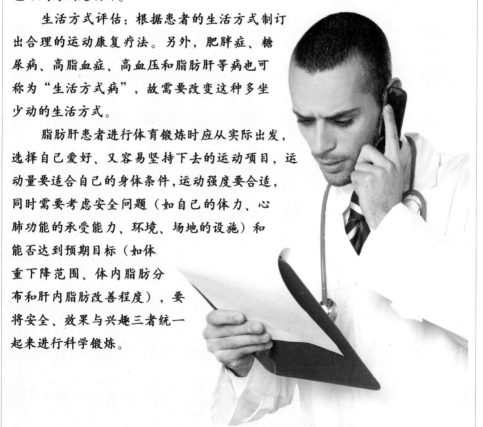

膈肌痉挛

膈肌痉挛，是一种自身不能控制的膈肌间歇性收缩所形成的疾病，大多数是由于空气突然吸入呼吸道内而发病，同时胃病或胃胀满、癔病、伤寒等病及妊娠也可以引起膈肌痉挛。膈肌痉挛的临床表现为：频繁地出现呃逆，发病时可持续数小时，甚至几昼夜不停；也有的病例为间歇发作，发病时影响进食、呼吸及睡眠，严重者甚至影响谈话，患者感到疲乏不堪。

运动康复疗法

1 疗法一

站坐练功均可。

（1）坐式：平坐于椅子上，两脚分开与肩同宽，大腿与小腿呈90°，身体正直，全身放松，下颌微收。

（2）站式：开脚开立，与肩同宽，两臂松垂，掌心贴近股骨外侧，头顶正直，舌抵上颚，体重平均在两脚，摒除杂念，放松身心。

全身放松，观想头顶处的百会穴。长时间观想可增强大脑生理功能，使大脑处于相对的抑制状态，从而控制膈肌痉挛。

2 疗法二

开脚开立，与肩同宽，两臂松垂，掌心贴近股骨外侧，头顶正直，舌抵上颚，体重平均在两脚，摒除杂念，放松身心。

两眼平视，两掌转至两大腿前面，含胸实腹，屈膝蹲身，沉臀部，头向前微低，两掌心摸到膝盖为止。

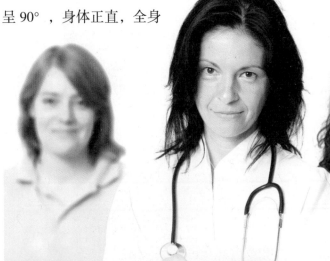
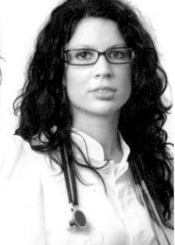

身体慢慢直立，挺胸仰头，使脊椎向后弯。蹲身摸到膝盖低头，直身挺胸仰头为1次。每回做36次。

腹　泻

本病是消化系统的一种常见病，凡是排便次数增加、粪便稀或含有浓血者都是腹泻。如果排便次数增多，但是粪便形状仍正常者，则不属于腹泻。正常人每天排大便约为100毫升左右，腹泻患者排出量增多。

发生腹泻的原因很多，如局部或全身感染引起肠壁渗出过多，引起胃液大量分泌；某些消化酶缺乏，以致蛋白质、脂肪吸收不良，引起肠壁渗透压增高，从而使积聚的水分增加等。

中医学称腹泻为泄泻。认为多因饮食不节，或受风寒暑湿之邪，以致肠胃气机不和，运化失常而为泄泻；或因脾胃虚弱，中焦运化失常，脾不散精而为泄泻；或因久病体虚，肾阳不振，命火衰微而为泄泻。

运动康复疗法

1 疗法一

腹泻抑制功。两脚开立，与肩同宽，两臂自然松垂于体侧，头顶正直，舌抵上颚，全身放松，两臂侧平

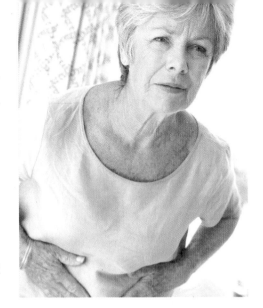

上举45°，掌心向前，大拇指向上，合谷穴张开。意想大拇指和示指，大拇指向前向下翻转至极限，然后放松，自然回到原来位置为1次，连续翻转20分钟，即可收功。此功每日早晚各练1次。

2 疗法二

端坐于椅子上，或盘坐，左手握空拳，右手大拇指由左拳眼插入，大拇指按在左掌心上，其余四指握住左手背，两手置小腹前，静坐10分钟。此时两手发热，男左掌心按在小腹上，右手劳宫穴紧贴左手背，女则右手在内，左手在外，于腹部按顺时针转36圈，再逆时针转36圈，然后再静坐10分钟收功。转完圈后两手仍恢复原来握拳姿势，此功每日早晚各做1次，时间充裕可多做几次，或延长静坐时间。

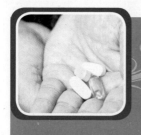

循环系统疾病

循环系统疾病又称为心脑血管疾病。疾病以"发病率高、致残率高、死亡率高、复发率高、并发症多"为特点，是严重威胁人类，特别是50岁以上中老年人健康的常见病，已成为人类死亡病因最高的"杀手"！

高脂血症

运动康复疗法

高脂血症的运动方案包括中年人高脂血症运动方案、老年人高脂血症运动方案和合并心血管疾病的高脂血症运动方案。

参加运动方案前应做体格检查。应记录病史，包括现病史、既往病史、运动史，体检应包括血压、心率、心电图等项目。同时还要进行血脂、血糖、肾功能等化验检查。上述检查是为了明确诊断，以及正确判断是否伴有心脑血管疾病和其他危险因素，以便综合以上检查结果制订运动康复疗法。

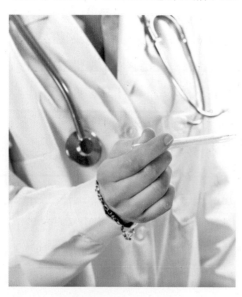

运动康复疗法注意事项

（1）循序渐进、坚持运动。采用循序渐进的训练原则，可使身体产生适应性反应，取得降血脂的效果。长时间中等强度运动可消耗脂肪，促进机体氧化和利用脂肪酸的能力，从而降低血浆中的脂蛋白水平。

（2）进行运动负荷试验。中年以上的高脂血症患者，往往伴有动脉硬化。在动脉硬化早期阶段，因无症状往往易忽略隐性心脑血管疾病。为了保证能安全地进行运动训练，在运动前应进行运动负荷试验，根据试验结果制订运动方案。

（3）做好准备活动和整理运动。运动前应做好充分的准备活动并认真做好运动后的整理运动，这样可防止

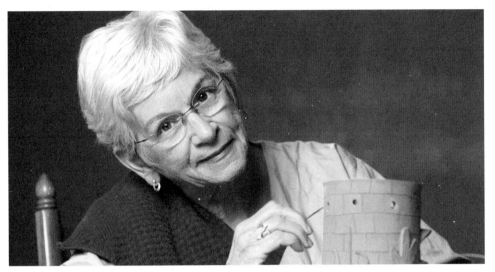

发生肌肉韧带和关节损伤，尤其可防止发生心脑血管意外。

中年人高脂血症的运动方案

1 运动项目

（1）有氧耐力运动：如步行、慢跑、骑车、游泳、登楼梯、爬山、划船、滑雪、舞蹈、体操、球类运动等，也可选择中国传统运动如太极拳、太极剑等。

（2）肌力训练：如胸、腹、腰、背和股四头肌的肌力训练。借助拉力器、橡皮带、杠铃和哑铃等运动器械练习，也可达到增强肌力和减少脂肪堆积的目的，还能促进血液循环，增加呼吸功能，健美形体。

2 运动强度、时间和频度

（1）耐力训练：选择中等运动强度，运动强度应为最大心率的60％～80％。运动训练的目标心率为每分钟 100～135 次。开始参加训练时应从低等运动强度开始，以后逐渐增加。每次运动 20～45 分钟，每周 3～5 次。

（2）肌力训练：每周 3～5 次，每次 30 分钟。采用个人最大负荷的30％～50％的运动强度进行训练。以负重肌力为例，每次负重 0.54 千克时能持续 5～10 秒钟，重复 5 次左右，坚持训练可起到增强肌力的作用。肌力训练也可选择"肌力练习操"。

老年人高脂血症的运动方案

1 运动项目

（1）耐力运动：步行，从散步、慢走向快走或慢跑过渡，持续或间歇进行；也可选择其他活动，如球类运动、游泳、广播操、韵律操、郊游、交谊舞以及太极拳、太极剑等。

（2）肌力训练：通过"肌力练习操"进行颈、背、腰和下肢的肌力练习。

2 运动强度、时间和频度

（1）耐力运动：运动强度控制在个人最大心率的 50%～70%，开始时运动强度要低于按年龄预测计算的目标心率，老年人的运动强度以 9～13 级为宜。运动能力低的每周运动 1 次，每次 10～20 分钟；运动能力高的每周 3～5 次，每次 20～30 分钟。

（2）肌力训练：选择"肌力练习操"。各个动作重复 5～10 次，间歇 30～50 分钟，循环进行，每周进行 3～5 次。

老年人在进行肌力练习前，应做好充分的准备活动，避免肌肉韧带损伤；进行肌力练习时，要自然呼吸，避免闭气。老年人进行负重练习时，负荷应由小到大逐渐增加，负重的持续时间不宜太长，中间应有一定的休息时间。

肌力练习操

（1）增强背肌的肌力练习：

起势：俯卧，额下垫小软垫。上肢前伸，下肢后伸，掌心着地，脚尖绷直，使身体挺直。

①左上肢、右下肢同时挺直抬起，持续数秒，左右交换，重复上述动作。然后恢复原位。

②两上肢同时挺直抬起，持续数秒，恢复原位。

③左膝跪地，大腿垂直，小腿和脚背着地。右臂直立，手掌撑地。左上肢、右下肢伸直抬起，上身挺直，头向前探，持续数秒。左右交换，重复上述动作。

④四肢伸直同时上抬，持续数秒。

⑤将沙袋环系在手腕和脚腕上，重复①的肌力练习。

由动作①逐渐进行到动作⑤，每天做 1～2 次，每回重复动作的次数

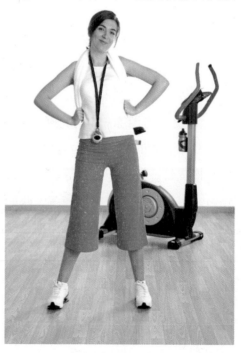

也逐渐增加。

（2）增强腹肌的肌力练习：

仰卧位，屈肘于胸前，双手互抱上臂。

①两腿伸直，双脚抬高约10厘米，持续数秒。

②双膝半屈曲，双脚抬高持续数秒。

③两腿向斜上方伸直，脚后跟触墙面，然后抬脚离墙数秒。

（3）增强股四头肌的肌力练习：

①站立。脚后跟离墙约30厘米，后背靠墙，双手放于膝前。

②双脚撑地不动，后背倚墙下滑，屈曲双膝，持续数秒。

③在体能增强后，后背下滑，髋膝屈曲使下肢呈90°，并逐渐增加维持此体位的时间。

（4）墙角伸展胸和肩的肌力练习：

①面对墙角站立，两臂与肩平，微屈肘，双手手掌分别撑于两墙面上。

②身体前倾，伸展胸和肩的肌肉和韧带，持续15～20秒。重复练习几次，然后变换两手掌支撑于墙面的高度。重复上述动作，多练习几次。

（5）利用橡皮带进行肌力练习：

利用橡皮带进行胸、肩和上肢的肌力练习。

①两上臂贴紧胸侧，向前屈肘，双手握橡皮带的两端。

②两前臂向两侧伸展，水平拉长橡皮带。

③两上肢前伸，双手握橡皮带两端，双膝微屈外展。

④两上肢向两侧伸展，水平拉长橡皮带。

⑤右上肢前伸与上身呈45°，左上肢垂在身体前面，双手握橡皮带两端。

⑥右臂向头的右侧位上举，上下拉长橡皮带。

⑦双手握橡皮带的两端，右上肢向右侧伸展成水平位，左上肢垂在身体前面。

⑧右臂向头的右侧位上举，上下拉长橡皮带。

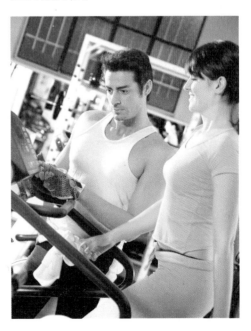

禁宜事项：

适应证：

（1）临界高胆固醇血症，轻度和重度高胆固醇血症。

（2）高甘油三酯血症。

禁忌证：

高脂血症合并各种急性感染、发热、急性心肌梗死、心绞痛、心律失常、Ⅲ度房室传导阻滞、充血性心力衰竭、高血压、糖尿病酸中毒、下肢坏疽、肾功能不全等。

阵发性心动过速

阵发性心动过速，是一种临床上

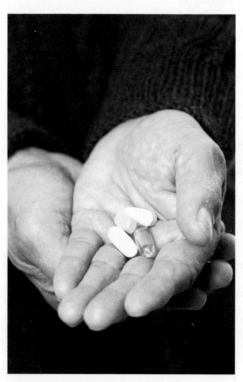

常见的异位快速型心律失常。它的特点是阵发性、突然发作和突然停止，心率快速而心律规则或较规则，心率每分钟在 160 ~ 220 次左右。实际上它是 3 个或 3 个以上连续发生的过早搏动所组成，根据其起搏点的部位不同，可分为房性、结性及室性三种。由于前两种在心电图上难以区别，故统称为室上性阵发性心动过速，它比室性阵发性心动过速多见。

室上性阵发性心动过速常见于无器质性心脏病的年轻人，其发作常与情绪激动、过度疲劳、噩梦、吸烟过多、喝浓茶、饮酒或过饱等有关；器质性心脏病，如冠心病、高血压性心脏病、风湿性心脏病、心肌病、甲状腺功能亢进性心脏病、先天性心脏病、慢性肺病等均可引起发作；其他如低钾血症、洋地黄中毒等也可引起发作。

室性阵发性心动过速，严重心肌损害是其最常见的原因，如冠心病，特别是急性心肌梗死、风湿性心脏病、急性心肌炎、原发性心肌病等。药物不良反应，如洋地黄、奎尼丁、锑剂等；心脏的机械性刺激，如二尖瓣分离术、心脏内直视手术、心导管检查等；电解质紊乱，如高血心症、低钾血症等也可引起发作。

运动康复疗法

1 疗法一

平坐于椅子上，两脚平行分开，与肩同宽，大腿与小腿呈90°，身体正直，下颌微收，全身放松。

两掌相搓64下。左手放小腹前，掌心对准小腹，相距10厘米左右，右手抬起掌心，对准心脏部位，掌心距离胸部约10厘米。意想心脏是红色的，每次做10～20分钟，每日早晚各做1次。

2 疗法二

此功法坐、站、卧均可练习。

（1）坐功：平坐于椅子上，两脚分开与肩同宽，大腿与小腿呈90°，身体正直，下颌微收，全身放松。

（2）站式：两脚分开与肩同宽，两臂自然松垂，两掌心贴近股骨外侧，头顶正直，舌抵上颚，体重平均在两脚，摒除杂念，放松身心。

（3）卧式：全身放松，仰卧、侧卧均可，以舒适为度。

意想两乳之间的膻中穴。久观此穴可贯通阴阳，连接上下，调整心率。每次观想20～30分钟，每日早晚各做1次。

发病突然，无先兆，终止也突然。发作持续时间可为数秒钟、数小时到数日，少数可持续数周以上。发作时的主要症状为：心悸、头晕、头颈部发胀、胸闷、乏力、出汗、多尿、呕吐、四肢发麻等。原来无器质性心脏病的患者如果发作时间长的话可能引起低血压甚至休克、心脏功能不全。原来有器质性心脏病而发作室性阵发性心动过速者，尤其是老年患者，由于脑和冠状动脉血流量可比正常情况下减少60%左右，常可诱发心绞痛、急性心肌梗死，导致病情加重；也可发生缺血性脑血管病而出现头晕、视力障碍、偏瘫。室上性阵发性心动过速心率一般在每分钟160～220次，心律绝对规则，不因深呼吸或运动而变化。室性阵发性心动过速心率在每分钟140～180次，心律略不规则，并可有心音分裂。

病毒性心肌炎

运动康复疗法

1 疗法一

早期可睡在木板床或弹性较强的床垫上，用一般枕头或硬质枕头，

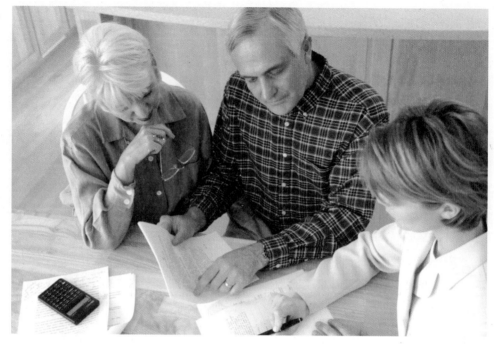

进行呼吸练习，上、下肢活动和躯体锻炼。

（1）金鱼式运动操

本操模拟金鱼游弋的动作，可调节精力，矫治脊柱两侧的病变，改善血液循环和内脏功能。具体方法为：仰卧在平坦的床铺上，两手垫在头颈部下面，两腿伸直，尽量向上抬起，身体快速左右摆动。每日早晚各操练1次，每次操练1～2分钟。

（2）毛细血管运动操

本操能增强全身的毛细血管功能。方法为：仰卧在平坦的床铺上，双手双脚向上伸展，与身体呈直角；手与肩配合，脚与腰配合，让脚掌与床铺面保持平行，手脚与身体同时微

振动。反复3～5次。

（3）合掌运动操

本操可提高腹部、四肢肌肉神经的功能，放松身心。方法为：仰卧在平坦的床铺上，两手掌和两脚掌分别相对，两手合掌放在胸前，两腿向左右两侧屈收，然后两手高举过头伸直，同时两脚向前伸展。每操练1次手脚屈伸10次，然后休息2～3分钟，再重复1～2次。

（4）头部及上肢运动操

取站位或坐位，两眼正视前方，在两眼内侧（相当于睛明穴处）用拇指及示指按摩20～30次；然后两肩同时耸上放下10次；接着头部向左、右两侧各转10次，再前屈、后仰及

向左、右两侧倾倒各 10 次；最后两臂向左右两侧水平伸直，掌心朝下，头部向左、右两侧各转 1 次，紧接着两臂向上垂直伸展，两掌相对，头部向左、右两侧各转 1 次。

两手拇指握拳，上臂与肩平行，前臂屈曲与上臂呈直角，上下振动 5 次；胳膊再用力向后，同时头向后仰，下颌抬高，然后复原，重复 5 次。

（5）跪坐放松操

跪坐床上，两眼正视前方，两手按放在大腿前部，再以骶尾骨为中心，向上到头顶都保持在一条直线上，身体左、右两侧摆动各 10 次，向左、右两侧摆动时，挺出腹部，一会儿再用力往里收，重复 10 次。练习熟练后，可增加重复次数。

2 疗法二

（1）踝关节摆动

上肢伸直，掌心向下。两腿靠拢，脚趾前伸，做踝关节屈曲，脚趾向上；再做踝关节屈曲，脚趾向下，缓缓摆动踝关节，重复 3 ~ 5 次。

（2）髋关节外展

屈曲右肘，掌心抚摸腹部；屈曲左膝，左脚掌着地。吸气时右腿向右伸摆（脚后跟不离地），呼气时，左腿左伸摆，回原位。左右交换，重复

3 ~ 5 次。

（3）髋、膝屈曲

平卧时先吸气，呼气时右膝上抬，髋和膝关节同时屈曲；吸气时右腿回复原位。左右交换，重复上述动作。

（4）肩臂屈曲

吸气时右臂伸直，缓缓经身体上方摆至头顶上方，手背着地；呼气时右臂徐徐回至原位。换左臂重复练习。

（5）肩臂外展

吸气时右臂由右侧向外划半圆弧至头顶上方，呼气时将右臂划回右侧原位。换左臂重复练习。

（6）肩臂水平外展

吸气时右臂水平外展，然后徐徐呼气，同时右臂向上划半圆弧，曲肘使右手抚左肩；再吸气时右臂划回右

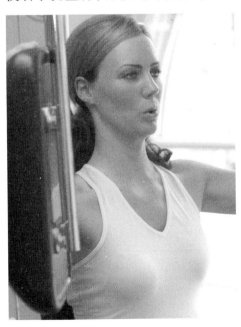

侧外展位,接着在呼气时将右臂划回右侧原位。左臂重复上述动作。

3 疗法三

（1）踝关节活动:双手放在双膝上。吸气时提起脚后跟,呼气时落下复位。然后吸气时抬脚趾,呼气时落下复位。

（2）膝伸展:双手放在双膝上。吸气时右膝伸直,呼气时收回小腿至原位。左腿重复上述动作。

（3）髋、膝屈曲:双手扶椅座

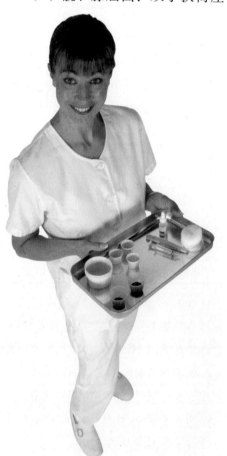

两侧。呼气时右腿朝胸部抬起,吸气时将右腿放回原位。左腿重复上述动作。

（4）扭腰转体:双手叉腰。呼气时尽可能扭腰向左转体,吸气时身体转回原位。然后向右转体,重复上述动作。

（5）屈肩伸臂:吸气时右臂尽量向前向上划半圆弧至头上方,呼气时右臂回原位。左臂重复上述动作。

（6）肩关节伸展:双手放在身体两侧。吸气时左手扶椅座,右臂向右侧外展划半圆弧至头上方;呼气时上肢回原位。左右交换,重复上述动作。

（7）转肩:双手叉腰。两肩由前向上、向后、再向下缓缓转小圆弧。再反向转动两肩。注意转肩同时收拢下巴。

4 疗法四

（1）提脚后跟:两臂前伸,或扶椅背,或扶桌边使身体保持平衡。缓缓提起脚后跟,同时吸气,呼气时落回原位。

（2）髋部两侧外展:右手扶椅背、左手叉腰使身体保持平衡。吸气时左腿向左侧伸展,呼气时回原位。左右交换练习。

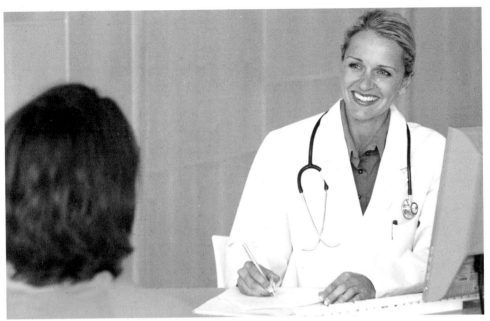

（3）髋、膝屈曲：双脚略微分开，右手扶椅背、左手叉腰使身体保持平衡。吸气时屈左膝向上提腿，呼气时回原位。左右交换练习。

（4）转体：两脚开立，双手叉腰。吸气时上身尽量向左扭转，呼气时回原位。左右交换练习。

（5）侧屈体：两脚开立，双手叉腰。吸气时向左侧屈体，呼气时回原位。左右交换练习。

（6）屈肩伸臂：两脚开立，两臂自然垂于身体两侧。吸气时右臂向前向上划半圆弧至头上方，呼气时回原位。左臂重复上述动作。

（7）肩关节伸展：两脚开立，两臂自然垂于身体两侧。左手叉腰，右臂向右外展划弧至头上方。呼气时

上肢回原位。左右交换，重复上述动作。

（8）转肩：两脚开立，双手叉腰。两肩经前上方向后转动，再反向转动两肩。注意收拢下巴。

爱心提醒

由于病毒性心肌炎病程拖延时间较长，治疗进展缓慢，病情容易反复，治疗过程中易发生心理障碍，如产生焦虑、抑郁、恐惧等消极情绪，但鉴于患者多为年轻成年人，急性期可持续3个月左右，当急性期过去，病情稳定者可先在卧位下练习，并在练习前后测量心率、血压，必要时辅以心电图等检查。除了采用暗示、医药、音乐治疗外，运动疗法也可作为一种辅助措施。

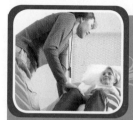

骨、关节系统疾病

骨、关节疾病包括滑囊炎、颈椎病、腰椎病、风湿性关节炎等。患病的根本原因不是骨骼发生了病变，而是因为软骨等"关节保护系统"对关节保护能力的丧失。此类疾病是中老年人的常见病，具有"久治不愈，极易反复"的特点，被称为"不死的癌症"。

骨质疏松症

运动康复疗法

1 上肢运动

首式：直立，身体放松，两脚开立同肩宽或约宽于肩。

招式：两臂经腹前呈抱球状，掌心向上，抬至膻中穴（心窝部位），在膻中穴处向内翻掌下按，气沉丹田穴。重复4～5次。两手十指相对，掌心向内，归气至丹田穴。两掌在腹前向上翻掌，向外旋至肘弯举，两臂再走S形向上举，同时挺颈，仰头。左腿弯曲内扣，右腿伸直，两手拇指掐商阳穴（示指指甲根部外侧）。左臂上举，右臂肩侧举。然后，方向相反再做1遍，共做4遍。

2 下肢运动

首式：两腿屈膝成蹲步。

招式：两掌拍打两腿伏兔穴（膝盖上约四横指处），稍事休息后，拍打中渎穴（膝上大腿后侧）及环跳穴（臀侧上部），每一穴位各做4遍。左臂侧上举，左手拇指掐点商阳穴；右臂从上绕头，右手中指掐点左太阳穴，然后头向左侧倒，蹲步同前；左手向内翻腕，下按，拇指仍掐点商阳穴，右手中指掐点左太阳穴，头向右侧倒，蹲步同前。姿势同上，方向相反再做2遍。

3 上下肢联合运动（一）

首式：直立，两腿屈膝成蹲步。

招式：右掌拍打右腿足三里穴（膝

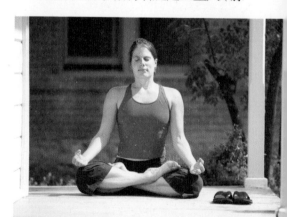

下 3 寸，胫骨外一横指处），两腿蹲步不变，右手向右上方伸，掌心向上，左手拍打右臂天府穴（腋窝皱褶下 3 寸，肱二头肌内侧）；两腿蹲步不变，左手掌拍打右腿阴包穴（大腿内侧中部稍靠下）；两腿蹲步不变，右掌拍打大椎穴（颈后第 7 颈椎棘突下方），左臂自然下垂于身体左侧。右掌拍打大椎穴，左掌拍打大包穴（胸肌下侧部），右腿提起，用脚后跟内缘撞击左脚三阴交穴（踝骨内侧上方三寸处）。此节操共做 4 遍，按上述程序做 2 遍，换手做 2 遍。拍打时稍微用力，拍打穴位要准确，次数可多可少。

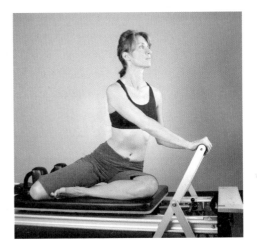

脚下的走动和手上的拍打要流畅、连贯、协调，走动时均应提起脚后跟。

4 上下肢联合运动（二）

首式：右腿抬起，提左脚脚后跟。

招式：右掌拍打右腿足三里穴，左臂自然侧举；右腿落地时右跨一步成蹲步，右臂右上举，左掌拍打右臂天府穴；身体重心右移，成右弓箭步，右弓左蹲，右手拍打右腿阴包穴；左腿向右迈一步，身体右转 180°，面向后，左手拍打左腿阴包穴，右臂自然上抬；右腿向右迈一步，身体左转 180°，面向前，右掌拍打大椎穴，左掌拍打大包穴。此节操向右走动拍打 2 遍，再向左走动拍打 2 遍。注意：

5 上下肢联合运动（三）

首式：直立位，正视前方。

招式：身体左转，右掌拍打关元穴（脐下一掌左右处），左手背拍打阳关穴（背部腰臀交接处），两腿分开屈膝蹲步，提起脚后跟再放下。动作相同、方向相反再做 1 遍，共做 4 遍。身体左转，右手掌拍打大包穴，左手背拍打命门穴（腰上中部）。两腿分开屈膝蹲步，提起脚后跟再放下。动作相同、方向相反再做 1 遍，共做 4 遍。身体左转，右掌拍打肩井穴（两肩中后部），左手背拍打肾俞穴（肾位稍靠背中部），两腿分开，左腿屈膝蹲步，提起脚后跟再放下。动作相同、方向相反再做 1 遍，共做 4 遍。上述动作应准确到位，不能做成左右弓箭步，应以腰为轴，两腿不要过分扭动。

运动指导：

本套操因涉及多个穴位，初学者不易很快记住。开始阶段速度应缓慢些，动作应尽量做正确。

专家发言

1. 根据个体的具体状况选择运动预防和运动治疗的操节（部分或全部）及各种配合手段。

2. 骨质疏松症合并椎体、髋部、手腕骨折时，急性期要注意必要的休息；活动一般宜在医生或康复技师指导下进行。

3. 对轻度、中度、重度骨质疏松者，要根据性别、年龄等相关因素，分别安排运动训练的内容、方式、方法，其目标是降低并发症、促使早日康复。

骨 刺

运动康复疗法

① 疗法一

并脚站立，两臂自然下垂，两掌心贴近股骨外侧，头顶正直，舌抵上颚，体重平均在两脚，摒除杂念，放松身心。

两眼平视，松肩垂肘，两臂左右展开，向前上方划弧，两掌胸前相合，两掌心劳宫穴相对，但勿用力，意想两掌掌心。

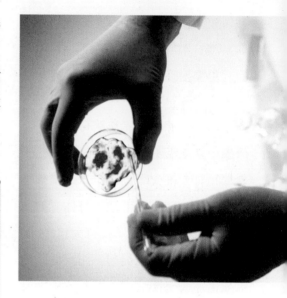

两掌向左前上方围绕头顶划第1个圆弧。始终注视手掌运动方向，在两掌向左侧运动时，腰胯要向右侧扭动。两掌转到身体右侧时，腰胯尽量向左扭动。手掌与腰胯运动方向始终相反。第1个圆弧划完后，两掌回到胸前，屈膝蹲身，两掌继续绕膝划第2个圆弧。划完第2个圆弧后站起，两掌经小腹前绕胸部划第3个圆弧，划完两臂向前伸直，停在小腹前。

左掌翻转向上，左肘曲向左后，两掌向左划第4个圆弧，高度在左胯上方，右前臂紧贴左肋。然后两手大拇指转向上方，转腰两掌回到中间。

右掌翻转向上，右肘曲向右后，两掌向右划第5个圆弧，高度在右胯上方，左前臂紧贴右肋。然后两手大拇指转向上方，转腰两掌回到身体前面，两臂向前伸直。

两掌从头顶沿面前下降。划第6个圆弧，合掌当胸，停于胸前。

收功：十根手指依次分开，松肩垂肘，两手自然落于身体两侧。此为1遍，每次做6遍。

2 疗法二

开脚站立，两脚与肩同宽，两臂自然松垂，头顶正直，舌抵上颚，体重平均在两脚。两掌转至两腿前面，含胸实腹，屈膝蹲身，沉臀部，两掌心摸到膝盖为止，头尽量朝前下方低。然后头慢慢抬起，身体慢慢立直，挺胸仰头，使脊柱尽量向后弯。蹲下，手扶膝盖低头，直身挺胸。此为1次，共做24次。

3 疗法三

开脚站立，两臂自然松垂，两掌心贴近股骨外侧，头顶正直，舌抵上颚，体重平均在两脚，摒除杂念，放松身心。两臂侧平前举，两掌半握拳，置胸前，两拳相对，拳心向下，高与肩平，两拳相距约 10 ~ 20 厘米。向左转腰至最大限度，回转正前方，共转12次，再向右转腰至最大限度，共转12次。

肩 周 炎

运动疗法在粘连性肩周炎中应用得很广泛。可以说，三个阶段病程都适宜采用运动疗法，除下面提到的全身性禁忌证，以及局部活动时有剧烈难忍的疼痛需选择适宜的活动方式外，均可从疾病开始积极地采用运动时间，可大大缩短恢复时间。若不是全身炎症或冠心病、高血压等严重疾病，因运动引起疼痛诱发血压急剧提升或冠心病的急性发作，则疼痛不是肩周炎的禁忌证。为防不测，除在锻炼前服用消炎止疼药物外，也可适当选用降压和防心绞痛急性发作的药物。

运动康复疗法

1 疗法一

（1）摆臂运动

首式：分腿站立，两脚间距离稍比肩宽，上身稍前屈，头稍抬起，目视前方，两臂自然下垂。

招式：患臂放松，做前后摆动练习，并逐渐增大摆幅，然后做内外摆动，最后绕圈摆动，摆至手指发胀发

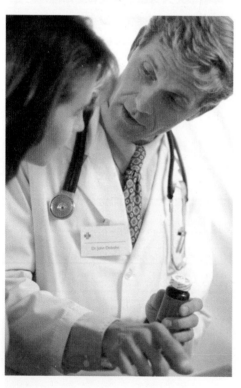

麻为止（摆动时间长一些）。

运动指导：做此运动时，患臂必须放松，摆动中不要引起剧烈疼痛。

（2）肩绕环运动

首式：直立，患侧肘关节屈曲，手搭于同侧肩部。

招式：以肩为轴，患肩由前上向后下环绕16～20次。然后重复同样的动作，由后向前环绕。

（3）收展肩运动

首式：直立，两手抱头，十指交叉放于后枕部。

招式：两臂向内夹紧，然后由内向外尽量展开。重复16～20次。

（4）肩肘部静态肌肉收缩

首式：直立位，头部稍向患侧倾斜，患肘屈曲呈90°，健康手掌轻轻托住患手。

招式：肘肩部静态肌肉用力收缩，做内收、外展、上抬、前举，每一动作重复4次。

（5）肩肘部抓球静态和动态练习

首式：直立位，患肘向前屈曲，头部稍低，患手握一小球。

招式：肩、肘、手部静止，用力收缩（绷紧），逐渐顺身体转动成侧身（即患侧为右者，向右转成侧身；患侧为左者，向左转成侧身），抬高肩肘部继续用力绷紧肌肉，最后肩在

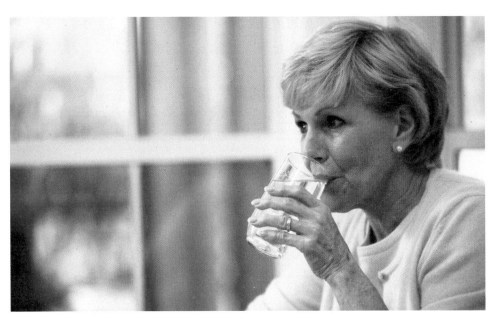

90°下肘部尽量向上方外旋。每一动作重复4次。

运动指导：做此动作时，继续保持静止肌肉用力，动作宜缓慢，以不引起剧烈疼痛为宜。随着功能的逐渐恢复，每一动作重复6～8次。

（6）拉环练习

首式：患者双手分别抓握滑轮拉环的两环，健侧臂在上，患侧臂在下，分腿直立（为防止肩带活动代替肩关节活动，应用压肩带压住患侧肩胛部）。

招式：健臂下压，带动患臂上举，重复15～30次；然后患手在体后环转，健臂下压，带动患臂内旋上举，重复15～30次。

运动指导：上述动作应缓慢进行，并逐渐增加活动范围，活动时及活动后不应出现疼痛明显加重。

（7）体操棒练习

首式：患者持体操棒于体前，两手抓握棒的距离尽可能大些，分腿直立。为防止肩带活动代替肩关节活动，可用压肩带。

招式：以健臂带动患臂缓慢前上举，重复15～30次；紧接患侧上举，以健臂带动患臂缓慢侧上举，重复15～30次；接着将棒置于颈后部，然后还原放下，重复15～30次；再两臂持棒前平举，做绕圈运动，正反绕圈各15～30次；将棒置于体后，两手分别抓握棒两端，以健臂带动患臂侧举，重复15～30次；最后将棒斜置于体后，先患手抓上端，健手抓下端，以健臂带动患臂向下做患肩外旋练习动作，重复 15～30 次；接着换臂，健手抓上端，患手抓下端，健臂上提，患肩内旋，重复 15～30 次。

运动指导：上述动作范围宜逐渐增大。如一动作完成后感肩部酸胀不适，可稍休息后再做下一动作。每一动作均应缓慢，且不引起较重疼痛。

（8）持重摆动练习

首式：分腿站立，健手扶椅，身体前屈 70°～90° 左右，手持 0.5～2.5 千克重物，放松下垂。

招式：患肩向上做耸肩运动，将重物上提，重复 15～30 次；然后有节奏地前后摆动，重复 15～30 次；再左右摆动 15～30 次，最后顺逆时针方向各旋转 15～30 次。

运动指导：本节动作对牵伸肩关节粘连有很好的作用，开始时重量可较小，如 0.5～1 千克，以后可逐渐增加至 2～2.5 千克。重物不宜过重，最好用沙袋，不要用硬物，以免不慎脱手时造成外伤。有高血压的患者，前屈以 70° 为宜。摆动幅度宜逐渐增加，活动后不应有疼痛感。

2　疗法二

（1）上肢摆动

首式：站立，用健手放在患肩上

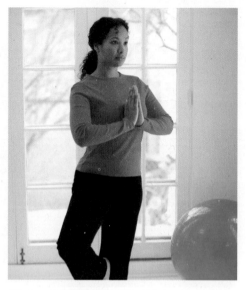

固定，腰稍前弯，使患侧上肢悬挂于身体前方，患侧肩带部放松，头轻轻靠在墙上。

招式：患肢慢慢摆动，先前后摆动 20 秒，再左右摆动 20 秒，根据患肢情况逐渐增加摆动的范围。接着先按顺时针方向由小到大划圈 20 秒，休息片刻后，再按逆时针方向由小到大划圈 20 秒。

运动指导：开始在整个运动过程中不应引起明显的疼痛，肩关节活动开后，运动幅度可适当加大，疼痛可有所增加。经过 1～2 周后，当活动范围增加后，患手可握重物（哑铃、小筒、未饮用的易拉罐饮料等）练习，开始重量为 0.5～1 千克，经 1～2 周后，逐渐增加重量。同时逐步增加摆动时间、次数（从每日 1 次增至每日 2 ～ 3 次）。

（2）上肢外展

首式：坐位，肩背部贴靠椅背，用患侧指尖抓握一重物，并放置于肩前，掌心向前，肘部与肩平。

招式：慢慢把重物推离肩前，向前伸直肘关节，重复 3 ～ 5 次；然后患侧上肢侧平举达 90°，重复 3 ～ 5 次；再慢慢内收至健侧肩部最远距离，重复 3 ～ 5 次。

运动指导：动作宜缓慢进行，开始侧平举可能达不到 90°，不必强求。活动时不应出现明显的疼痛。待活动范围增加后，再逐渐增加物体重量及重复次数（从 3 ～ 5 次增加到 6 ～ 10 次）。

（3）抱头扩胸

首式：站立位，双手交叉于头后（开始时患手可能无法与健手交叉，尽量接触头部即可），两肘紧贴胸前，手掌轻贴耳部，头保持正直。

招式：沿水平方向慢慢内收两肘，直到疼痛不能忍受为止，重复 3 ～ 5 次；休息片刻后，再慢慢外展两肘，直到疼痛不能忍受为止，重复 3 ～ 5 次。

运动指导：内收和外展动作宜缓慢进行，疼痛剧烈者可先热敷 10 分钟左右后再开始练习。待疼痛缓解后，再逐渐加大活动范围，加快动作速度，增加重复次数至 6 ～ 10 次。

（4）耸肩练习

首式：站立位，两臂垂于身体两侧。

招式：两肩垂直向上耸，重复 5 ～ 10 次；然后垂直向下沉，重复 5 ～ 10 次；再水平向前收拢，重复 5 ～ 10 次；最后水平向后靠拢，重复 5 ～ 10 次。

运动指导：开始练习时，每做完一个动作可稍事休息片刻，动作宜缓慢进行，以出现轻微疼痛为度，然后逐渐增加活动范围及重复次数（可达 15 ～ 25 次）。

（5）棒操

首式：站立位，两脚分开同肩

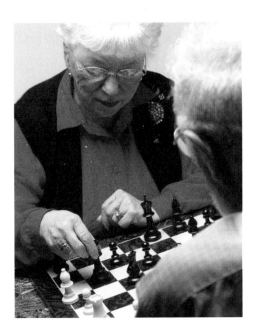

41

宽，两手于身后握一根长约 1.5 米的木棒，两手相距同肩宽，两臂伸直，掌心向后。

招式：慢慢地直臂抬起，使木棒尽量远离身体，至稍有疼痛为止，重复 3 ~ 5 次，恢复到预备姿势。休息片刻后，再慢慢地屈肘，使木棒贴着身体上提，直到稍有疼痛为止，重复 3 ~ 5 次，恢复到预备姿势。休息片刻后，两臂伸直，向左右两侧方向各摆动木棒 3 ~ 5 次。

运动指导：整个练习动作中不应有明显疼痛，两手距离可逐渐缩短，摆动及上提时身体不要晃动，逐渐增加摆动范围及摆动次数（可达 6 ~ 10 次）。

3 疗法三

器械运动主要有利用滑轮装置或体操棒等在健侧上肢的带动下进行的助力运动和在肩关节活动器上进行的绕环运动；此外，患者也可握住带襻的实心球，治疗初期在腰部下方摆动，借实心球离心的力量增大关节活动范围。治疗后期可在单杠或肋木上做各种牵伸和悬吊运动。

4 疗法四

（1）患肢上举压迫练习：上肢用力上举，双手贴在墙上，头尽力前屈或顶墙前屈，再恢复到原位，重复数次，每日 2 ~ 3 次。

（2）推肘练习：患手放于健肩上，健手握住患侧肘关节，用力向上、向后推，重复数次，每日 2 ~ 3 次。

（3）后伸内旋练习法：患肢后伸，尽力内旋，健手握住患肢的腕部，用力向上牵拉，重复数次，每日 2 ~ 3 次。

（4）前屈外旋练习：患肢肘关节屈曲 90° 平放在桌上或床上，用

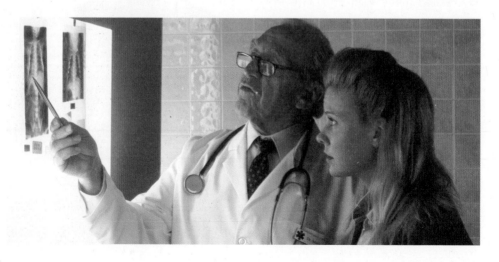

健手握住腕部，用力向外、向后推，重复数次，每日 2 ~ 3 次。

强直性脊柱炎

本病宜采取综合性治疗。早期在应用消炎镇痛药物及物理治疗法来控制症状的情况下，应尽早进行矫正、预防畸形和功能锻炼。中期要坚持进行运动疗法及康复治疗，晚期主要是改善后遗症状。治疗时要兼顾休息和锻炼利用手术和非手术方法，还必须辅以必要的心理治疗。要常吃高蛋白、高维生素及易消化的食物，适当补充钙和维生素 D。除急性发作期外，一般可参加轻体力工作。工作时应注意保持环境的温暖，避免在寒冷、潮湿的环境下长期工作，尤其需要经常变换姿势，不要长时间弯腰干活，以免造成驼背。药物治疗首选抗风湿性药物。不能服用抗风湿性药物的患者可短期使用皮质类固醇如泼尼松等，一般从小剂量开始。中药可选用雷公藤片剂、酊剂。

运动康复疗法

1 疗法一

（1）两臂牵伸运动

首式：仰卧位，自然放松。

招式：两臂被动牵伸至后上方，然后复原。开始时做 6 ~ 8 次，以后逐渐增加到 10 ~ 12 次。

运动指导：宜在无阻力条件下完成动作，或在稍加阻力的条件下完成。

（2）仰卧起坐运动

首式：坐在垫子上，下肢伸直，上肢前伸。

招式：身体逐渐向后躺下呈仰卧位，再恢复成准备姿势。运动宜缓

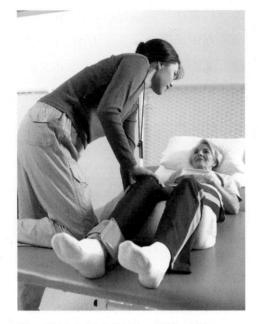

慢，尽量达最大限度。开始时做2～4次，经过一段时间练习后，可增加到8～10次。

运动指导：宜在无痛条件下完成动作。

（3）直腿上抬运动

首式：仰卧位，自然放松。

招式：伸直右腿并上抬，尽量达90°，开始时做3～5次。然后左腿做同样动作3～5次。经过一段时间练习后，可增加到8～10次。

运动指导：若患者不能主动完成动作时，可由旁人协助完成。

（4）双手哑铃上举抬腿

首式：仰卧位，自然放松。

招式：仰卧在床上，两腿从床边下垂，在两手持哑铃上举的同时抬起

两腿，再恢复原位。

运动指导：开始时哑铃重量宜轻，两腿抬起有困难时，可由旁人协助完成。

（5）屈伸腰部运动

首式：仰卧位，两腿平放在床上。

招式：两腿屈曲达腹部，同时两臂用力抱紧膝部，头稍离床抬起，再恢复原位。开始时重复2～3次，逐渐增加到5～6次。

运动指导：若开始练习时，患者不能主动完成动作，可由旁人协助完成。

（6）两臂后伸练习

首式：俯卧位，自然放松。

招式：两臂侧举再后伸上抬，尽量达最大限度。开始时做3～4次，逐渐增加到6～8次。

运动指导：当患者不能主动完成动作时，可由旁人协助完成。

（7）两腿伸直交替后伸

首式：俯卧位，自然放松。

招式：两腿伸直交替后伸。开始时左右腿各做2～3次，逐渐增加到6～8次。

运动指导：当患者不能主动完成动作时，可由旁人协助完成。

（8）腹肌和腰肌练习

首式：仰卧位或俯卧位，自然

放松。

招式：腰部离床上抬，维持20～30秒，此为1次。开始时做2～3次，逐渐增加到6～8次。

运动指导：开始练习时可用双手协助抬起，逐渐仅用腰腹力量上抬。

2 ▶ 疗法二

颈部肌力强化操可增强颈部的支撑力量，对维持身体平衡、缓解颈部挛缩及无力、减轻眩晕及疼痛均有作用。

（1）颈部前屈曲练习

首式：坐位，颈部自然放松。

招式：颈部向前屈曲时由旁人略加阻力，开始时维持10～20秒，再恢复原位，以后逐渐增加到40～60秒。

运动指导：旁人施加阻力的大小，需根据患者肌力的强弱而定，动作宜柔和，以少量多次为宜。

（2）颈部侧倾练习

首式：坐位，颈部自然放松。

招式：颈部向左侧倾倒，旁人略加阻力，开始时维持10～20秒，再恢复原位；颈部再向右侧倾倒，旁人略加阻力，维持10～20秒，再恢复原位。以后逐渐增加到30～40秒。

（3）颈部旋转练习

首式：坐位或站位，颈部自然放松。

招式：颈部由左向右缓慢做旋转练习。开始时2～3次，逐渐增加到5～6次。

运动指导：平时有眩晕或年龄大、血压高者，不宜做这一练习。

3 ▶ 疗法三

（1）屈伸肌练习

首式：坐位，屈膝。

招式：右髋关节向上抬起，旁人于大腿前中部略加阻力，开始时维持10～20秒，逐渐增加到30～40秒，重复2～3次。休息片刻后，左髋做同样动作。每日练习2～3回。

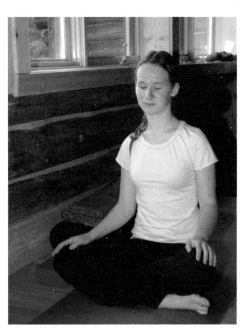

运动指导：开始时施加阻力较小，经过一段时间后，如无不良反应，再逐渐增加重复次数达 5 ~ 6 次。

（2）外旋肌练习

首式：仰卧位，屈膝。

招式：右髋关节用力外旋，旁人于双膝外侧处略加阻力，开始时维持 10 ~ 20 秒，逐渐增加到 30 ~ 40 秒，恢复原位。休息片刻后，左髋做同样运动。每回重复 2 ~ 3 次，每日练习 2 ~ 3 次。

（3）髋内收肌练习

首式：坐位，双膝向外分开。

招式：双髋内收，旁人用右上肢屈肘位放在患者双膝内侧略加阻力。开始时维持 5 ~ 10 秒，以后逐渐增加到 15 ~ 20 秒。

（4）髋后伸练习

首式：站立位，面对协助者。

招式：髋尽力后伸，上身稍向后弯曲，开始时维持 5 ~ 10 秒，以后逐渐增加到 15 秒。

运动指导：做这一动作时腰部尽量维持平直，以向后送髋动作为主。开始时协助者要扶住患者，小心摔倒。

4 疗法四

本操以身体各部位的基本动作为练习内容，通过规范的动作练习使人体的关节和肌肉得到有效的锻炼，对发展身体的柔韧性、协调性也有很大的好处。经 5 年以上的临床观察，本操具有相当好的健身作用。全操动作简单、易行、实用。

（1）准备活动：（8 拍 ×4）

首式：自然站立。

第 1 个 8 拍：①~④拍，左腿侧迈一步，同时两臂向外打开向上交叉

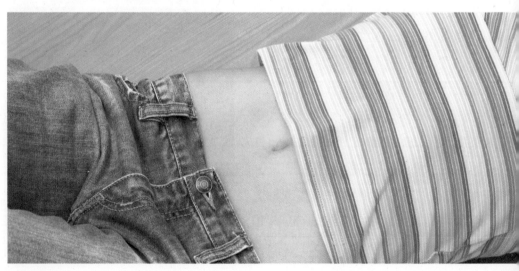

举起，抬头。⑤~⑧拍，两臂回落。

第2个8拍：①~⑦拍，从左腿开始原地踏步。⑧拍，两腿并立，两手叉腰。

第3个8拍：①~④拍，左脚向前擦地2次。⑤~⑧拍，右脚向后擦地2次。

第4个8拍：动作同第3个8拍，但方向相反。

(2) 头部运动：（8拍×4）

第1个8拍：①~②拍，左腿侧迈一步，半蹲，两手叉腰，低头。③~④拍，仰头。⑤~⑥拍，向左转头。⑦~⑧拍，两腿开立，头向右倾斜。

第2个8拍：动作同第1个8拍，但方向相反。

第3个8拍：两腿开立，头部向左绕环1周。

第4个8拍：两腿开立，头部向右绕环1周。

(3) 肩臂运动：（8拍×6）

第1个8拍：①~②拍，左侧弓步，左肩上提。③~④拍，两脚开立。⑤~⑥拍，右侧弓步，右肩上提。⑦~⑧拍，两脚开立。

第2个8拍：①~④拍，两肩上提2次。⑤~⑥拍，左侧弓步，左肩向后绕环。⑦~⑧拍，右侧弓步，右肩向后绕环。

第3至第4个8拍：同第1至第2个8拍。

第5个8拍：①~②拍，两腿开立，两臂侧举，两肩向左。③~④拍，两肩向右。⑤拍，两臂肩侧屈。⑥拍，两臂侧上举，掌心向外，抬头挺胸。⑦拍，还原成两臂肩侧屈。⑧拍，两臂侧举。

第6个8拍：动作同第5个8拍。

(4) 腹背运动：（8拍×4）

第1个8拍：①~④拍，两腿开立，上身左转、前倾，两臂侧举，上身弹动2次。⑤~⑧拍，上身前屈，手指触地，上身弹动2次。

第2个8拍：①~⑥拍，上身由左向右绕环运动。⑦~⑧拍，左侧弓步，尽力挺胸，两手臂后斜下伸。

第3至第4个8拍：动作同第1至第2个8拍，但方向相反。

健康早知道

游泳可以强化背伸肌、肩外展和外旋肌、髋外展和外旋肌、膝伸肌的功能，同时加深呼吸，扩大胸廓活动度，增强心肺功能，也有利于防止脊柱屈曲变形，但游泳时水温不宜过低，最好去温泉浴池。运动疗法宜在早期进行，目的是预防畸形，扩大关节活动范围和强化腰、髋、膝等部位的伸肌。

爱心提醒

　　康复治疗中保持脊柱正确的姿势甚为重要。因此，最好坐在有靠背的硬板椅上，不要坐在有弹性且易塌陷的沙发上。睡眠时宜用低枕头，卧在木板床或弹性良好的垫子上，取俯卧位。

脊柱畸形

运动康复疗法

1 疗法一

　　脊柱畸形的运动疗法以矫正体操为主，目的是加强脊柱凸侧肌肉的力量，牵伸凹侧的肌肉和韧带。以胸椎右凸、腰椎左凸为例。

（1）仰卧位

　　①身体保持平直，两臂伸直放身体两侧，两腿伸直并拢。左臂向上举，右臂用力向下伸展，同时挺起胸部，还原，重复10～20次为1组，每日做4～6组。

　　②身体保持平直，两臂伸直放身体两侧，两腿伸直并拢。左臂向上举，右臂向下用力伸展，同时抬高左腿，还原，重复10～20次为1组，每日做4～6组。

　　③身体保持平直，两臂伸直放身体两侧，两腿伸直并拢。左臂向上举，右臂用力向下伸展，左膝屈曲，左脚支撑床上或垫上，同时抬起腰部及臀部，右腿伸直抬起，做左单腿半桥练习，还原，重复8～10次为1组，每日2～4组。

　　④身体保持平直，手指交叉放头后，两腿并拢伸直，做仰卧起坐，重复8～10次为1组，每日做2～4组。

　　⑤身体保持平直，两手放身体两侧，两腿并拢伸直，两臂向外伸展，同时做胸式深呼吸，双肘屈曲支持床上或垫上，向上挺起胸部，还原，重

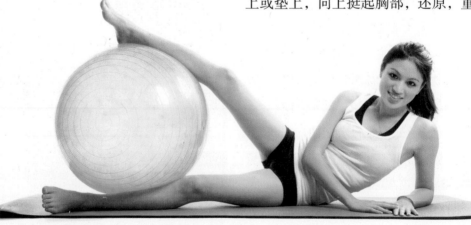

复10～20次为1组，每日做2～4组。

（2）侧卧位

①左侧卧位，用枕头垫高腰部，左臂向上举，右臂向下伸展，同时抬头，抬起上身，还原，重复8～10次为1组，每日做2～4组。

②右侧卧位，用枕头垫高胸部，左臂向上举，右臂向下伸展，同时左腿伸直，向上抬起，还原，重复8～10次为1组，每日做2～4组。

（3）俯卧位

①身体保持平直，左臂向上举，右臂向下用力伸展，同时抬起头和上身，还原，重复8～10次为1组，每日做4～6组。

②身体保持平直，左臂向上举，右臂向下用力伸展，同时抬起伸直的左腿，还原，重复8～10次为1组，每日做4～6组。

③身体保持平直，左臂向上举，右臂用力向下伸展，同时抬起头部及左臂、左腿，还原，重复8～10次为1组，每日做4～6组。

④身体贴近垫上，左臂、左腿同时尽量向前移，然后右臂、右腿跟进，但右肩及右髋外展不超过90°，即不超过左臂、左腿的位置。就是说，左侧爬行距离较大，右侧稍小。

（4）肘膝位

双肘及双膝着地跪位，右臂向前上举，同时抬起头部，还原，重复8～10次为1组，每日做4～6组。

（5）腕膝位

双手及双膝着地跪位，抬起头部及伸直的右腿，还原，重复8～10次为1组，每日做4～6组。

（6）坐位

①脊柱凸侧，臀部垫高，腰椎左凸时，左臀下垫放枕头或坐垫，使左臀部抬高，右臂上举向左侧伸展，此时带动腰部向左侧屈曲，还原，重复8～10次为1组，每日做2～4组。

②偏坐、直坐椅上或床上，如坐椅上，两腿并拢，两小腿偏向左侧，

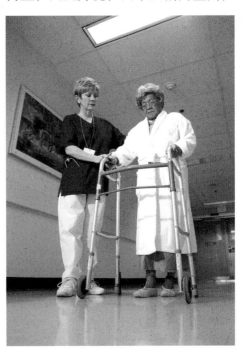

左臀部抬起，重心放在右臀部；如坐床上，用右手支撑床上，此时右腰部受到牵拉，每次做 3 ~ 5 分钟，每日做 4 ~ 6 次。

（7）站位

①直立，两脚分开同肩宽，右臂向上、向左侧，上身向左侧弯，左臂向下、向身后摆动，还原，重复 8 ~ 10 次为 1 组，每日做 4 ~ 6 组。可牵拉右侧脊柱肌肉韧带，矫正腰椎左凸。

②直立，两脚稍分开，以右肩负重物，可加强凸侧肌肉的力量，每次 3 ~ 5 分钟，每日做 4 ~ 6 次。

（8）姿势练习

面对镜子，直坐椅上或立正站直，头、颈、脊柱尽量向上伸展，挺胸、收腹，训练正确坐姿、站姿，反复进行，以期养成良好习惯。

（9）悬吊练习

在单杠、肋木或双杠上练习悬吊，利用体重牵伸脊柱，同时可做腰腹及两腿前、后、左、右摆动，可配合做其他矫正体操，有助于脊柱旁肌肉韧带的伸展。

2 疗法二

（1）仰卧位

①身体保持平直，平卧床上或垫

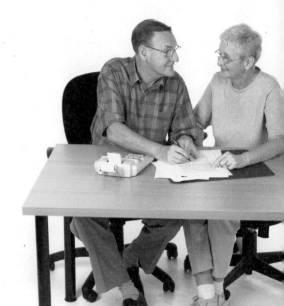

上，不用枕头，两臂放身体两侧，两腿伸直并拢。两臂向外侧伸展，同时挺胸，还原，重复 10 ~ 20 次为 1 组，每日做 4 ~ 6 组。

②准备姿势同上。两臂向上举，同时挺胸，还原，重复 10 ~ 20 次为 1 组，每日做 4 ~ 6 组。

③准备姿势同上。背部放枕垫，双肘屈曲，肘部向下用力支撑，同时挺起胸部，还原，重复 8 ~ 10 次为 1 组，每日做 2 ~ 4 组。

④准备姿势同上。背部放枕垫，两臂外展，同时挺胸，还原，重复 8 ~ 10 次为 1 组，每日做 2 ~ 4 组。

（2）俯卧位

①身体保持平直，两臂伸直，放身体两侧，两腿伸直并拢。两臂伸直用力向后、向上伸展，同时抬头，抬起胸部，还原，重复 8 ~ 10 次为 1 组，每日做 2 ~ 4 组。

②准备姿势同上。肘部屈曲，两手支撑床上或垫上，用力伸肘，同时抬头挺胸，还原，重复 8 ~ 10 次为 1 组，每日做 2 ~ 4 组。

③准备姿势同上。两臂伸直前上举，同时抬头挺胸，两腿伸直向上抬起，还原，重复 6 ~ 8 次为 1 组，每日做 2 ~ 4 组。

（3）坐位

①直体正坐在有靠背的椅上，两臂放身体两侧，自然下垂。两臂向后伸，头向后仰，同时挺胸，还原，重复 10 ~ 20 次为 1 组，每日做 4 ~ 6 组。

②准备姿势同上。两臂向上、向后伸展，头向后仰，同时挺胸，还原，重复 10 ~ 20 次为 1 组，每日做 4 ~ 6 组。

（4）站位

①直体站立，双脚分开同肩宽，两臂自然下垂于身体两侧。两臂伸直向前平举，然后向两侧展开，用力向后方伸展，同时挺胸，还原，重复 10 ~ 20 次为 1 组，每日做 4 ~ 6 组。

②准备姿势同上。两臂伸直向前平举，继而向上伸展，用力向后摆动，同时挺胸，头向后仰，还原，重复 10 ~ 20 次为 1 组，每日做 4 ~ 6 组。

③准备姿势同上。双手在身后互握，用力向后伸展，同时挺胸，向后仰头，还原，重复 10 ~ 20 次为 1 组，每日做 4 ~ 6 组。

④准备姿势同上。双手握体操棒或竹杆等物，双手尽量分开握杆，放身体前部，向上举杆过头，杆放后背部，挺胸抬头，稍向后仰，还原，重复 10 ~ 20 次为 1 组，每日做 4 ~ 6 组。

（5）悬吊

在单杠上练习悬吊，利用体重牵伸脊柱，同时可做两腿前、后、左、右方向的摆动，有助于脊柱旁肌肉韧带的伸展，有利于脊柱后凸的矫正。

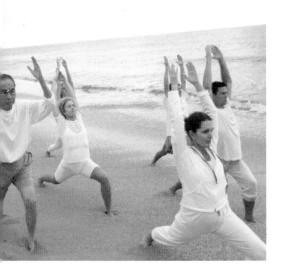

（6）姿势练习

坐、站时，身体保持平直，头、颈、脊柱尽量向上伸展，经常进行练习挺胸、收腹，形成良好的习惯，将终生受益。

爱心提醒

1. 注意保持正确姿势，并养成习惯。

2. 在日常学习、工作、生活、劳动中，注意克服对正确姿势造成的不良影响。例如，学生最好用双肩背书包，用单肩背书包时，应左、右肩交替；坐着工作时，切勿长时间固定一个体位；提重物时，要注意双手交换，避免长时间一侧手臂肌肉用力。

3. 积极参加多种体育运动。进行全面身体训练是预防脊柱畸形的重要方法，要根据个人条件和爱好选择不同的运动项目，如田径、体操、游泳、球类等。

4. 经常做脊柱畸形矫正操或脊柱保健操。

网 球 肘

网球肘的治疗须尽早开始，可用弹性绷带缠绕前臂上端。物理治疗（超短波、冲击波等）、按摩、中药熏洗等都有一定的效果；局部疼痛者，可用曲安缩松等进行局部封闭；各种保守治疗无效者，也可采用手术治疗。

运动康复疗法

1 俯卧撑运动（8拍×3）

第1个8拍：①~②拍，两腿弯曲，两手撑地成蹲撑。③~④拍，两腿后伸成俯撑。⑤~⑧拍，保持俯撑姿势，身体平直。

第2和第3个8拍：动作同第1个8拍。

爱心提醒

俯卧撑运动要根据练习者的体能而定，可直腿完成俯卧撑，也可以屈腿或跪姿完成俯卧撑，还可以一腿跪、另一腿后举的平衡姿势完成俯卧撑动作。

2 持棍伸展运动（8拍×4）

预备姿势：直立，双手体前正握棍。

第1个8拍：①~②拍，左脚向前一步，右脚后点地，双手持棍上举。③~④拍，还原成预备姿势。⑤~⑥拍，动作同①~②拍，出脚相反。⑦~⑧拍，还原成预备姿势。

第2个8拍：①~②拍，左脚侧迈一步，提起脚后跟，同时右手持棍，两臂侧平举。③~④拍，左脚收回，还原成预备姿势。⑤~⑧拍，运动同①~④拍，但方向相反。

第3至第4个8拍：动作同第1至第2个8拍。

3 下蹲运动 （8拍×4）

第1个8拍：①~②拍，双手握棍上举。③~④拍，左脚侧迈一步，半蹲，同时持棍于体前。⑤~⑥拍，还原成①~②拍动作。⑦~⑧拍，全蹲，棍落于体前。

第2个8拍：动作同第1个8拍，但出脚方向相反，持棍于体前时左手在上，右手在下。

第3至第4个8拍：动作同第1至第2个8拍。

4 踢脚运动 （8拍×4）

第1个8拍：①~②拍，直立，右腿后踢，双手持棍上举。③~④拍，右腿落下，双手持棍于体前。⑤~⑥拍，左腿后踢，双手持棍上举。⑦~⑧拍，左腿落下，双手持棍于体前。

第2个8拍：①~②拍，上身前倾，右腿倒踢，右手持棍，两臂侧举。③~④拍，直立，双手持棍于体前。⑤~⑥拍，

动作同①~②拍，但方向相反。⑦~⑧拍，动作同③~④拍。

第3个8拍：①~②拍，左脚向前一步，右脚后点地，双手持棍上举。③~④拍，右腿前踢，双手持棍前举。⑤~⑥拍，动作同①~②拍。⑦~⑧拍，左脚收回还原成直立。

第4个8拍：动作同第3个8拍，但方向相反。

5 体侧动作 （8拍×4）

第1个8拍：①~②拍，左脚侧迈一步成右弓步，上身向左侧屈，同时双手持棍上举。③~④拍，向前开立，持棍上举。⑤~⑥拍，上身向右侧屈。⑦~⑧拍，动作同③~④拍。

第2个8拍：①~④拍，重心移至左脚，身体向左侧屈，右手持棍上举。⑤~⑥拍，开立，右手持棍下绕至右侧。⑦~⑧拍，左脚收回还原成直立，双手持棍于

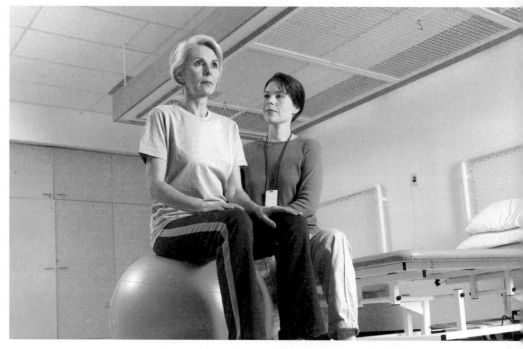

体前。

第3个8拍：动作同第1个8拍，但方向相反。

第4个8拍：动作同第2个8拍，但方向相反。

6　体转运动（8拍×4）

第1个8拍：①拍，左脚向前一步开立，同时两手持棍上举。②拍，屈膝向左转体，同时屈棍于颈后，接着回转。③拍，重复②拍的动作。④拍，左脚收回还原成直立，双手持棍于体前。⑤～⑧拍，动作同①～④拍，但方向相反。

第2至第4个8拍：动作同第1个8拍。

7　腹背运动（8拍×4）

第1个8拍：①拍，左脚向左前方侧迈一步成弓步，同时双手持棍上举。②拍，直膝，身体前屈，同时持棍于颈后。③拍，回转正前方，身体前屈，双手持棍于体前。④拍，左脚收回还原成直立。⑤～⑧拍，动作同①～④拍，但方向相反。

第2至第4个8拍：动作同第1个8拍。

8　全身运动（8拍×4）

第1个8拍：①拍，左脚侧迈一步开立，同时双手持棍于颈后。②拍，右侧弓步，双手持棍上举由右向左绕。

③拍，左侧弓步，双手持棍上举。④拍，左脚收回还原成直立，双手持棍于体前。⑤~⑧拍，动作同①~④拍，但方向相反。

第2至第4个8拍：动作同第1个8拍。

网球肘关键在于预防。预防的要点有：

1. 加强肩、肘、腕和手指的肌力锻炼，主要是加强前臂伸肌力量的锻炼。可利用橡皮带做上肢牵伸练习，做俯卧撑练习，两臂屈伸练习，弯腰垂臂做转圈练习，双手握哑铃弯腰做伸展练习，肘部负重静力练习，腕握球练习等。

2. 改进正手和反手的击球动作，如反击网球时不要抬肘或屈肘，否则极易受伤。

3. 科学地安排运动量，运动量的安排一定要由小到大，循序渐进，不要急于求成。

腰椎间盘突出症

运动康复疗法

1 疗法一

患腰椎间盘突出症后，应卧床休息3~4周，即使大小便、吃饭、洗漱等也不宜离床，以便彻底治愈。无法在床上大、小便者，可向别人求助。

卧床休息时，可采取平仰卧位或半仰卧位。

2 疗法二

腰椎牵引是治疗腰椎间盘突出症的重要手段，一般采用小重量持续牵引，如自体重力牵引、骨盆牵引、过伸牵引等。这类牵引方法时间长、力量小，患者在牵引时较舒适，也可根据患者感觉增减牵引力量。牵引治疗在一定程度上限制了腰椎的活动度，有利于病情好转，但一般不宜长期使用（最多牵引30次，每日1次，每次20~30分钟），否则易造成腰部肌肉萎缩，引起腰椎不稳。但对腰部向后弯、腰明显受限及疼痛者应慎用。常用的牵引有下列几种：

（1）自体牵引。利用自身体重进行的牵引。患者在牵引前，先洗温水浴（水温37℃，持续15分钟）松弛背肌；然后由下而上缓缓按摩脊柱。将床头垫高约30厘米，再在床头上固定两条棉制软带（长1.5米，宽5~7厘米），拴套在腋部，利用自身体重进行牵引治疗。牵引时间开始时为每次30分钟，若无不适，可逐渐增加到1~2小时。如需要增加牵引力量，可在骨盆上部附加腰带，腰带左右两

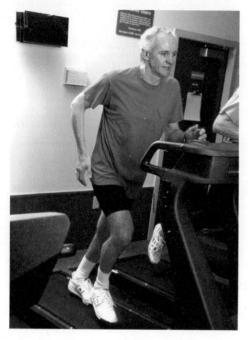

侧各栓两根布带，布带下端各挂一个3～4千克的重物。

（2）器械牵引。用多种不同的器械，对牵引部位进行功能锻炼，可采用下列方法。

悬垂牵引法：两手紧握与肩同高的肋木或单杠，缓慢屈膝下蹲，两臂伸直悬垂，身体下垂呈半悬垂状以增加伸展的力量。最后还原成站立姿势。重复3～5次。随着力量的增加，可逐渐增至10次。

斜板伸腿法：仰卧在30°的斜板上，双手握板的边缘，然后两腿交替进行屈曲伸直，从而增强牵引效果。重复5～10次。

（3）移动体位牵引。利用增大移动体位的幅度，增强牵引脊柱的伸展度，可采用下列方法。抱膝靠胸法：仰卧，首先两腿垂直并拢，两手位于体侧。然后屈膝，紧抱双膝，使其慢慢靠向胸部。反复3～5次。

背部上抬法：首先低头、收腹，然后背部慢慢向上隆起，弯曲呈"弓"字形。重复3～5次。

直臂合手法：仰卧，两臂侧平举，两腿伸直并拢。首先头及上身转向右侧，然后再用左手使劲地触及右手（右臂不可移动）。两侧交替重复3～5次。

屈膝转动法：首先两臂不动，两腿屈膝并拢，缓慢地向右侧转动；然后再转向左侧，臀部微微转动。两侧交替重复3～5次。

3 疗法三

按摩疗法是治疗腰椎间盘突出症的重要手段。主要是通过其活血通络、平衡止痛等作用来治病。按摩疗法包括扳法、卷腰法、穴位按压法和关节松动法。

（1）扳法

扳法是双手分别置于不同部位，并沿同方向或反方向用力，使关节被动伸展或旋转，常用下列四种方法。

斜扳法：患者取侧卧位，腰部放松，下侧腿自然伸直，上侧腿屈膝置其上。治疗者面对患者，首先双肘分别抵住患者上身前部和髋后；然后缓缓反向用力使腰部旋转到最大幅度（可重复数次，逐渐增大幅度），待患者腰部肌肉明显放松后，再突然发力，迅速扳动，如听到腰部"喀哒"响声，表示本手法成功。不必刻意强求响声而多次发力，以免适得其反。

直腰旋转扳法：患者取坐位，挺胸，腰部放松。治疗者站其身体一侧，首先用两腿夹住患者一侧下肢，一手抵住患者一侧肩后部，另一手从患者腋窝下伸入抵住其肩前部；然后经数次反向轻微扳动后再用力扳动1次。

弯腰旋转扳法：患者取坐位，腰部稍前屈，治疗者的助手立于患者前

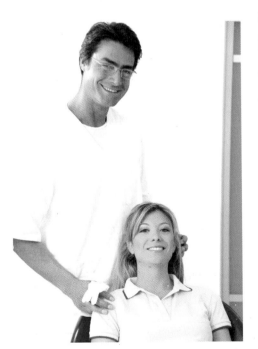

方，两腿夹住固定其下肢及骨盆。治疗者站在患者身后，首先一手拇指顶推其腰部倾斜的棘突，另一手从患者腋前，按住其颈项部；然后让患者前屈、侧屈、旋转腰部数次，尽量至最大限度；最后双手协调用力旋扳腰部，听到"喀哒"声响后结束。

后伸扳法：患者取俯卧位。治疗者站其身体一侧，首先一手按住腰部患处，另一手托持住双膝向上扳拉；然后双手协调用力使腰椎过伸。注意：后伸扳法对背伸疼痛为主的腰椎间盘突出症禁用。

（2）卷腰法

通过被动屈曲患者的膝关节、髋关节，使腰部前卷，牵拉腰骶部软组织。具体方法为：患者取仰卧位，治疗者站其身体一侧，一手扶住屈曲的膝关节，并用力屈膝屈髋，压向患者腹部；另一手托住腰骶部，协助臀部上抬，维持30～60秒。可反复做4次。本手法在急性期禁用，常用在恢复期，可起到舒筋解痉的作用。

（3）穴位按压法

夹踝牵引法：患者取仰卧位，治疗者用腋窝夹住患者的患肢足踝部，向下牵引1分钟。

屈曲髋膝法：治疗者用前臂托住患者小腿后侧，屈曲髋关节、膝至最

大限度，继而伸直髋关节、膝关节，反复2～3次；然后双手掌根放于椎体平面上，由上而下交叉推按，逐渐向下滑行至腰骶部，反复2～3次。

向下牵引法：患者取俯卧位，双手握住床沿，治疗者握住患者的足踝，向下牵引1分钟。

穴位按压法：主要是牵引和提拉踝关节，按压足三里、风市、冲门、昆仑、承山、委中、承扶、关元俞、大肠俞和肾俞等穴位。

（4）关节松动法

垂直按压棘突：其治疗作用是增加腰椎的活动范围。患者取俯卧位，腹部垫一小枕头，两臂放在身体两侧，头转向一边。治疗者双手固定，上身前倾，借助两臂力量将患者棘突垂直向腹侧按压。

侧方推棘突：其治疗作用是增加腰椎旋转活动。患者取俯卧位，两臂放于身体两侧，头转向一边。治疗者双手固定，上身前倾，借助两臂力量将患者棘突推向对侧。

垂直按压横突：其治疗作用是增加腰椎侧屈及旋转活动。患者取俯卧位，两臂放于身体两侧，头转向一边。治疗者双手固定，上身前倾，借助两臂力量将患者横突推向腹侧。

前屈摆动和后伸摆动：患者取俯卧位，腹部垫一枕头，头转向上方，两臂垂于床边。治疗者将两手内侧固定，借助两臂力量将患者骶骨向前、向下推动。

4 疗法四

腰椎间盘突出症需根据患者脊柱屈肌和伸肌的强弱情况、腰椎前凸弧度大小及患者表现的症状（是前弯疼痛重，还是后弯疼痛重）对偏弱的一方做重点训练，在训练脊柱肌肉的同时，也要适当练习腹肌，并在康复后期增加全身有氧训练。基于以上考虑，组成了以下体操动作。

（1）屈膝收腹练习

首式：仰卧位，两腿自然伸直。

招式：两膝屈曲，收腹，伸两臂抱膝，尽量贴胸。重复3～5次。

运动指导：开始练习时速度缓慢，两臂抱膝以不出现明显疼痛为度。随着练习的熟练及疼痛的减轻，重复次数可增至6～10次。

（2）仰卧起坐

首式：仰卧位，两腿自然伸直。

招式：逐渐坐起，两臂伸直，身体前弯，双手尽量触及脚趾。重复3～5次。

（3）屈膝上抬身体

首式：仰卧位，两臂顺放体侧。

招式：屈膝达90°时上抬身体。重复3～5次。

运动指导：开始练习时，屈膝90°后，微微上抬身体，持续3～5秒后算1次，重复10～20次；随着伸肌力量的增强，身体上抬高度逐渐增加，维持时间可达6～10秒，重复次数可达30次。

（4）收腹呼吸伴屈膝微抬高

首式：仰卧位，两臂顺放体侧。

招式：略微屈膝，做腹部呼吸，同时臀部和腹部略微抬高。重复8～10次。

运动指导：练完前3节操后可稍事休息，缓慢呼吸。抬高时不要太用力。若未感到累，可重复15～20次。

（5）身体上抬练习

首式：俯卧位。

招式：双手伸直支撑，上半身及头部向上抬起，维持3～5秒算1次。重复3～5次。

运动指导：随着疼痛的减轻，向上抬起的维持时间逐渐延长（可达6～10秒）。重复6～10次。

（6）双下肢轮流直腿后抬高

首式：俯卧位，头部放在屈臂上。

招式：两腿交替伸直抬高。重复3～5次。

运动指导：逐渐增加抬高高度及重复次数（可达6～10次）。

（7）俯卧位腰屈肌练习

首式：俯卧位，屈膝屈肘支撑。

招式：腹部收缩，向上弓起再落下。重复3～5次。

运动指导：重复次数逐渐增加至6～10次。

（8）下部身体伸肌练习

首式：仰卧位，两臂顺放体侧，

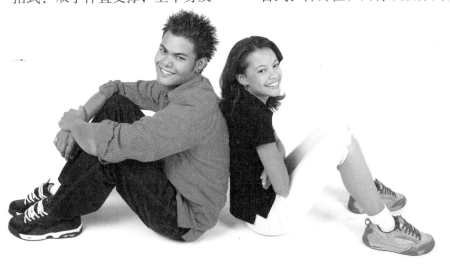

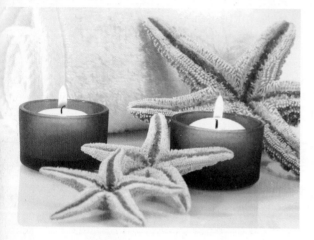

两腿伸直。

招式：以头及足跟为支点，向上伸展小腹。重复 3 ~ 5 次。

（9）上部身体伸肌练习

首式：仰卧位，两腿伸直，屈臂托侧腰。

招式：以头及足跟为支撑，向上伸展上身。重复 3 ~ 5 次。

10.蹲起站立

首式：屈膝半蹲，两臂插入两膝间。

招式：逐渐伸膝挺腰成直立位，两臂放身体前面。反复 3 ~ 5 次。

运动指导：以上操节，可根据患者的体力及病情轻重选择 3 ~ 5 节进行，逐渐增加操练节数，目的是发展腰背肌力量，扩大椎管容量，纠正腰部畸形。医疗体操多数是在疼痛明显减轻后逐渐开始，先易后难。开始时可采取仰卧位，屈膝抬起腰部和臀部，

重复 5 ~ 10 次。每次在抬起腰臀部后维持 10 秒再接着做下一次。待练习 3 ~ 4 周后，可采取俯卧位练习腰背肌（俗称"两头跷"），继续练习一段时间后，再增加膝腰部滚动练习，来扩大椎管容积和增加腰部灵活性。一般医疗体操，尤其腰背肌的练习要持续相当长时间（半年左右），才能取得较巩固的效果。

经过以上康复治疗后，约 80% 的腰椎间盘突出症患者可以基本治愈，但仍要注意防止复发。少数患者久治不愈，无法正常生活或出现明显的神经压迫症状时，需考虑手术治疗。

专家发言

卧床可缓解腰部肌肉的痉挛，使腰肌和椎间盘得到充分的休息与放松。睡觉的床铺应选择硬板床或者较硬的席梦思等弹性卧具。传统的棕绷或尼龙丝绷床、钢丝绷床或较软的席梦思床垫等，人躺卧在上面，由于体重的作用，身体会呈现中央低、四角高的状态。故此，腰部肌肉仍持续处于痉挛状态，椎间盘也不能得到充分休息与放松。许多人在这种床上睡觉起床后会感到腰背酸痛无力，长此以往，极易造成腰肌劳损，也可诱发腰椎间盘突出症。另外，睡觉时的姿势以两腿稍屈曲位，侧卧为好，这样可使腰椎间盘内的压力减低、腰部肌肉松弛，以获得充分的休息。

1.选择合适的运动方法：要根据病情发展阶段和患者自身情况选择合适的运动。在平卧位下休息时，第3天起就要开始头颈部、上肢及部分身体部位的肌力练习，一周后可适当增加腹肌及腰肌练习，以不引起明显疼痛为度。在治疗初期应多做背伸运动，少做前弯动作；体力较差、病情严重的患者可先进行卧位练习，随着病情好转逐渐开始进行站立位练习。

2.运动量要适中：活动幅度应由小到大，重复次数应由少到多逐渐增加。

3.肌力训练要持久：加强肌力的动作应慢速持久进行，避免憋气。

4.腰部活动范围应逐渐增大：改善腰功能的动作范围应逐渐加大，运动中允许出现轻度疼痛，但不应有剧烈的疼痛。

5.劳逸结合：运动一段时间就休息一下，避免过分弯腰及负重的体力劳动。

6.持之以恒：每天坚持锻炼1~2次。

7.腰椎结核、肿瘤压迫或各种内脏疾病等引起腰腿痛者不宜采取运动疗法。

腰背肌肉劳损

运动康复疗法

1 疗法一

久站、久坐或劳累后出现腰背部酸痛者，可进行以下运动练习。

（1）屈肘上抬练习

首式：站立位，两腿分开同肩宽。

招式：左臂屈肘上抬，超过肩部，上身向左弯曲，左手朝上，右手屈肘下垂，用力维持3~5秒。然后重复以上动作，但方向相反，重复2次。

运动指导：逐渐增加维持时间至6~10秒，可重复4~6次。

（2）下蹲运动练习

首式：站立位，双腿分开同肩宽。

招式：缓慢屈膝下蹲，收紧腹部和臀肌，再缓慢下蹲达90°，维持30秒，然后复原，重复2~4次。

运动指导：逐渐增加维持时间至1~3分钟，重复4~6次。

（3）前弯运动练习

首式：站立位，两腿稍分开，后背挺直。

招式：上身向前弯曲，双手靠在臀部，然后向下弯腰，握住脚踝，稍微放松膝部，整个动作维持20~30秒。

运动指导：除锻炼向前弯腰，也可伸牵大小腿后部肌肉。开始时动作要缓慢，整个动作可逐渐延长至40～50秒。

（4）两腿运动练习

首式：向前跪坐，两臂伸直撑地。

招式：右膝下跪，左腿绷直。左腿抬起再放下，重复4～5次。然后左右交替进行，重复4～5次。

运动指导：逐渐增大左、右腿运动的幅度，重复次数可达8～10次。

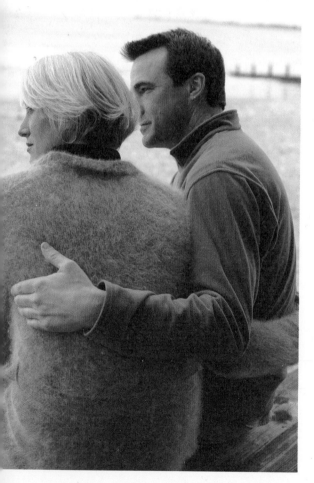

（5）大腿肌肉练习

首式：侧卧位（先右侧卧），右肘撑地，左脚跨过右腿贴放在地上。

招式：右腿抬高再放下，做10～15次，整节操共做20～30秒。

运动指导：逐渐增加重复次数达20～30次，整节操共做40～60秒。

（6）蹬车运动

首式：半卧位，两腿分开，两肘撑地。

招式：右膝弯曲，拉向胸部，左腿伸直抬起，离地面约15厘米，稍停后放下。然后换另一侧做上述动作，共做10～15次，用时20～30秒。

（7）腰腹肌练习

首式：仰卧位。背部贴地，两膝弯曲，两脚挨地，两手紧贴身体两侧。

招式：抬起腰部，形成空穴，维持2～4秒，然后放下，重复5～10次，共做30～40秒。

运动指导：逐渐增加重复次数（可达10～20次），共做60～80秒。

（8）大腿后及臀肌练习

首式：俯卧位。两臂伸直，放身体两侧。

招式：左膝屈曲，身体保持平直，将左腿抬起再放下，共10次，然后换腿进行，共做30秒。

运动指导：逐渐增加重复次数及

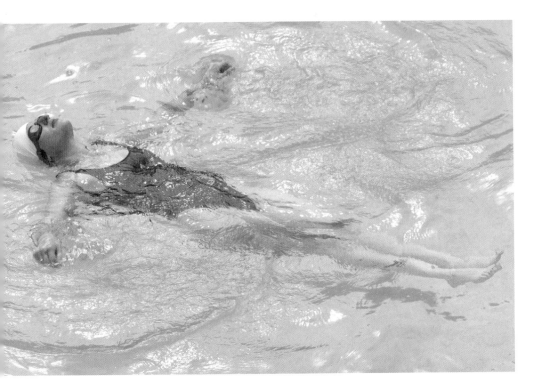

延长时间。

（9）游泳动作练习

首式：俯卧位，两臂放身体两侧。

招式：两臂伸开，呈"一"字形状，然后掌心朝后。重复 3 ~ 5 次。

运动指导：逐渐增加重复次数至 6 ~ 10 次。

以上运动练习，患者可根据病情选做 3 ~ 5 节，每日练习 2 次，也可以选择一半动作做。须坚持一段时间，才能见效。

2 疗法二

（1）髋部前运动

首式：站立位，屈膝半蹲，两膝并拢。

招式：两手叉腰，拇指向后，臀大肌用力向前顶，将髋部向前挺出，同时腹部用力内收，将盆腔向后倾。反复 10 次。

运动指导：逐渐增加重复次数至 20 次。除髋部运动外，身体其余部分固定不动。

（2）髋部后运动

首式：站立位，屈膝半蹲，两膝并拢。

招式：两手叉腰，拇指向后，下腹部肌用力向后顶，髋部向右（翘臀塌腰），同时腹部放松，盆腔前倾。

反复 10 次。

（3）髋部左右运动

首式：两腿分开大于肩宽，屈膝半蹲，双手叉腰。

招式：右侧腰部肌群用力，带动髋部向右上方提起，同时左侧腰部放松，使盆腔做半弧运动。稍息片刻，向相反方向做相同动作。

运动指导：髋部左右上提时，不能做成臀部左右两侧摆动。

（4）小腹前后弹动

首式：两腿开立同肩宽，两手放于小腹前侧。

招式：小腹用力向前下方凸起，同时伴随向外呼气动作，松弛盆腔。接着小腹用力向腰后弹回，同时伴随向内吸气动作。反复 15～20 次。

专家发言

1. 对慢性腰痛者应进行系统的运动治疗。治疗时应遵循个体性、渐进性和持续性的运动训练原则。

2. 对急性损伤引起的腰痛或急性腰痛者可考虑以卧床休息、药物治疗为主，待急性期过去后，再配合运动治疗。

3. 对有高热的肌肉抽搐者应待高热消退、肌肉抽搐消失后，再开始运动治疗。

爱心提醒

1. 开始时，可选择几节操或几个动作进行锻炼，待动作练习得较熟练后，再逐渐增加操节数或动作数量。

2. 户外天气暖和时，尽量选择空气新鲜的场所或公园内锻炼；冬天锻炼时，可在通风较好的地方进行。

3. 采用挤压或扭转手法治疗颈、腰部筋膜时，不要用暴力或一味追求腰部"响声"，尤其在急性期必须慎用。

4. 对已确诊为腰背肌筋膜炎的患者，除合并腰椎间盘突出症外，不要用腰椎牵引治疗，否则将加重疼痛或撕裂肌肉。

运动指导：精神集中，用力弹动腹部，不能耸肩。

腰腿痛

运动康复疗法

1 疗法一

开脚站立，全身放松，两眼平视，两臂自然松垂，静站 5 分钟；两臂侧前上举，双掌合十当胸，注视两掌，身体向左侧转动，用鼻缓缓吸气；转到极点，合掌的双手慢慢举过头顶，两臂向上伸直，呼气；将两掌收至胸前，身体转正，恢复合掌站姿。身体再向右侧转动，在向右转动时，用鼻缓缓吸气；转到极点，合掌的双手慢慢举过头顶，两臂向上伸直，呼气；将两掌收至胸前，身体站正，恢复合掌站姿。以上为1遍，共做6遍。

2 疗法二

开脚站立，两手叉腰，大拇指在前，胯向右、向后、向左、向前按顺时针旋转6圈，再按逆时针方向旋转6圈为1遍，共做3遍，合计36圈。

3 疗法三

并脚站立，两臂自然下垂，两掌心贴近股骨外侧，头顶正直，舌抵上颚，体重平均在两脚，摒除杂念，放松身心。

两眼平视，松肩垂肘，两臂左右展开，向前上方划弧，两掌胸前相合，两掌心劳宫穴相贴，但勿用力，意想两掌掌心。

两掌向左前上方围绕头顶划第1个圆弧。始终注视手掌运动方向，在两掌向左侧运动时，腰胯要向右侧扭动，两掌转到身体右侧时，腰胯尽量向左扭动，两掌与腰胯运动方向始终相反。第1个圆弧划完后，两掌回到胸前，屈膝蹲身，两掌继续绕膝划第

2个圆弧。划完第2个圆弧后站起，两掌经小腹前绕胸部划第3个圆弧，划完两臂向前伸直，停在小腹前。

左掌翻转向上，左肘曲向左后，两掌向左划第4个圆弧，高度在左胯上方，右前臂紧贴左肋。然后两手大拇指转向上方，转腰两掌回到中间。

右掌翻转向上，右肘曲向右后，两掌向右划第5个圆弧，高度在右胯上方，左前臂紧贴右肋。然后两手大拇指转向上方，转腰两掌回到身体前面，两臂向前伸直。

两掌从头顶沿面前下降。划第6个圆弧，合掌当胸，停于胸前。

收功：十根手指依次分开，松肩垂肘，两手自然落于身体两侧。此为1遍，反复做6遍。

专家发言

腰腿痛的原因很多，对于老年人来说，其中一个主要原因，是脊柱的退行性变化。

爱心提醒

应进行适当的腰部、胯部锻炼，动作应缓慢，不要用力过猛。每日早晚各做1次，坚持3～5天，症状即可有所改善，坚持锻炼症状可能消除。

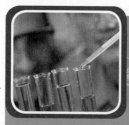

泌尿生殖系统疾病

这里所说的生殖系统疾病主要指男性生殖系统疾病，常见症状包括与泌尿外科疾病有关的有排尿异常、疼痛、性功能障碍等。疾病既可由身体其他系统病变引起，又可影响其他系统甚至全身。每年夏季，是泌尿性疾病的高发季节。

遗　精

遗精是男子性功能障碍的一种常见病，指在无性交活动的状态下发生的射精。遗精在未婚的青壮年不能算作病态，是一种生理现象。遗精者可有很大差别，从每隔 1 ~ 2 周有 1 次，至每隔 4 ~ 5 周有 1 次不等。如果每周有数次遗精或一夜数次，或仅有性欲念头，清醒时即发生射精，则是病理现象。遗精次数过多，可导致腰酸背痛、头昏耳鸣、精神萎靡，患者思想负担很重，影响工作和学习。

运动康复疗法

1 疗法一

开脚站立，两脚与肩同宽，两臂自然松垂，两掌心贴近股骨外侧。头顶正直，舌抵上颚，全身放松。两手重叠，左手在内，左掌心紧贴小腹，右掌心对准左手背，两手稍用力，在腹部按顺时针方向旋转 36 圈，再按逆时针方向旋转 36 圈。慢慢吸气至命门（与肚脐相对、脊椎凹陷处），吸气时两手紧握拳，同时小腹内收，提肛，然后徐徐呼气，呼气时小腹与肛门放松，如此反复吸气 7 次收功。睡觉时曲膝侧卧。坚持练功，自能固精。

此功亦可取仰卧位，头部稍高。练完改为侧卧入睡即可。

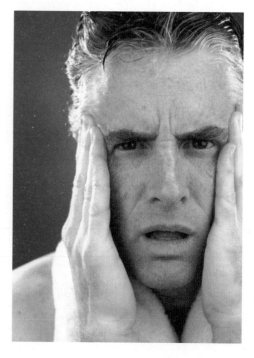

宜在早晨起床前或晚间临睡前练功，其方法为：取仰卧位，枕头稍高，全身放松，舌抵上颚，意守丹田穴，用右手将阴囊和阴茎兜起，左手向上擦兜睾丸、阴茎等108次。然后，换左手将阴囊和阴茎兜起，右手同样再向上擦兜睾丸、阴茎等108次。初练时用力稍轻，次数可酌减，练过三五天后，用力可加大，每次可擦兜几百次。

练功时如阳举，可用吸、提、捏、闭控制吸气意念，由阴茎吸提至命门、夹脊，至百会穴，两手紧握拳，闭气意守百会穴少许。如此做3次，阳举即可复。

运动指导：

擦兜睾丸时用力的强度和次数要循序渐进，练功以不感到疼痛和不适为度。阴部有湿疹或炎症不宜练此功。练功时注意保暖。

阳 痿

阳痿是男性的性功能障碍，指在性交时阴茎不能勃起，或者虽能勃起，但不能达到足够的硬度和维持一定时间以完成性交。患者多伴有性欲减退、头晕耳鸣、腰酸背痛、健忘、失眠、早泄等症，一时难以治好，使患者精

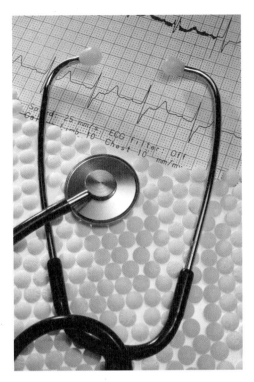

神负担很重，影响工作和学习。

阳痿发病原因有功能性和器质性两种。功能性阳痿较为多见，主要由于大脑皮质对勃起的抑制加强或脊髓中枢功能紊乱。大多数阳痿是精神因素造成的，如过度紧张、过度兴奋、夫妻感情不融洽和缺乏正确的性知识等。另外，性生活过度、劳累过度、神经衰弱和手淫过度也可导致本病。

器质性病变引起阳痿较为少见，以下疾病可以引起阳痿：尿道下裂、阴茎发育不全、巨大鞘膜积水或阴囊疝、前列腺与精囊炎症，内分泌系统疾病，如隐睾、睾丸发育不全、睾丸炎，垂体与肾上腺皮质病变。

运动康复疗法

 疗法一

端坐在椅子或沙发上，用温水洗脚后，搓左右脚心各 108 次，一上一下为 1 次。两脚相对，两膝外展，两掌心向下，由两膝内侧稍用力按压，一直按到腹股沟，左右腿各按压 108 下。

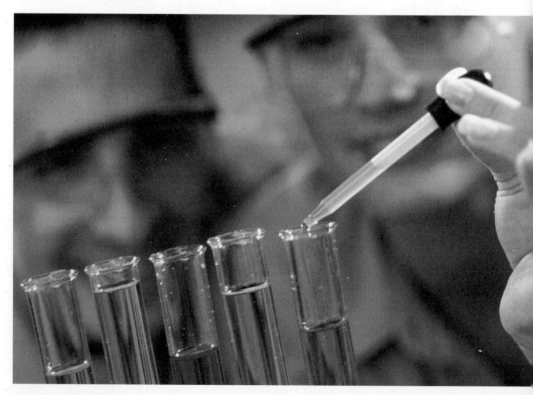 疗法二

练此功坐式、卧式均可。

（1）坐式：端坐于椅子的前半部，两脚分开，略宽于肩，头顶正直，舌抵上颚，全身放松。

（2）卧式：取仰卧式，枕头稍高，两脚分开，略宽于肩，头顶正直，舌抵上颚，全身放松。

运动指导：

两手搓热，分别擦兜睾丸，左右各擦兜 108 下。

全身放松，做深长、细匀的呼吸。吸气时意想肚脐往后贴命门穴，同时提肛；呼气时意想气由命门穴送往肚脐，放松肛门。如此一呼一吸为 1 息，共做 49 息，然后意守会阴穴，静坐或静卧 30 分钟。

每日早晚各练功 1 次。练功期间要节制房事，一般不出 1 月即可显效。

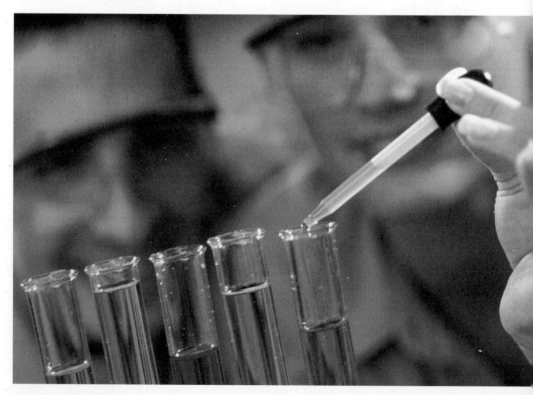

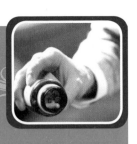

神经
系统疾病

神经系统疾病又称神经症。此病多数为慢性病，可由多种病因引起，也有许多是遗传病。发病时，可表现为意识障碍、感知觉障碍、运动障碍，常给患者的工作、生活带来极大影响，致残率很高。

神经衰弱

神经衰弱是一种常见的神经症，多发生于青年人和中年人。病因是高级神经活动的过度紧张，紧张的脑力劳动比紧张的体力劳动更容易引起神经衰弱。神经衰弱是神经活动的功能障碍，而不是器质性损害。因此只要适当注意生活规律化，积极治疗是可以很快恢复健康的。

运动康复疗法

1 疗法一

并脚站立，两臂自然下垂，两掌心贴近股骨外侧，头顶正直，舌抵上颚，体重平均在两脚，摒除杂念，放松身心。

两眼平视，松肩垂肘，两臂左右展开，向前上方划弧；两掌胸前相合，两掌心劳宫穴相对，但勿用力，意想两掌掌心。

两掌向左前上方围绕头顶划第1个圆弧。始终注视手掌运动方向，在两掌向左侧运动时，腰胯向右侧扭动，而两掌转到身体右侧时，腰胯尽量向左扭动。手掌与腰胯运动方向始终相反。第1个圆弧划完后，两掌回到胸前，屈膝蹲身，两掌继续绕膝划第2个圆弧。划完第2个圆弧后站起，两掌经小腹前绕胸部划第3个圆弧，划完两臂向前伸直，停在小腹前。

左掌翻转向上，左肘曲向左后，两掌向左划第4个圆弧，高度在左胯上方。右前臂紧贴左肋。然后两手大拇指转向上方，转腰两掌回到中间。

右掌翻转向上，右肘曲向右后，两掌向右划第5个圆弧，高度在右胯上方，左前臂紧贴右肋。然后两手大拇指转向上方，转腰两掌回到身体前面，两臂向前伸直。

两掌从头顶沿面前下降，划第6个圆弧，合掌当胸，停于胸前。

收功：十根手指依次分开，松肩垂肘，两手自然落于身体两侧。此为

上篇 常见病运动康复

69

1遍，每次做6遍。

2 疗法二

此功站、坐、卧位都能练习。

（1）站式：两脚开立，与肩同宽，两臂自然下垂，两掌心贴近股骨外侧，中指指头贴风市穴，头顶正直，舌抵上颚，体重平均在两脚，全身放松，摒除杂念。

（2）坐式：平坐于椅子上，两脚分开与肩同宽，大腿与小腿呈90°，身体正直，全身放松。

（3）卧式：仰卧与侧卧均可，以舒适为度。

运动指导：

意想头顶放松，前额放松，面部放松，两耳放松，鼻子放松，下颌放松，喉部放松，两肩放松，两大臂放松，两小臂放松，两手掌、手指放松，胸部放松，腹部放松，会阴穴放松，两大腿放松，两膝放松，两小腿放松，脚面放松，十根脚趾依次放松，脚心放松，意想两脚心浸泡在温水里（夏天浸泡在凉水里），再反复默念"周身放松"。一般即可入睡，醒后不用收功。

3 疗法三

背对大树站立，全身放松，吸气时意想全身毛孔皆开，吸取宇宙大气，呼气时想全身病气由体内直下涌泉穴，由涌泉穴排入地下，每次至少练功20分钟。

4 疗法四

端坐于椅子上，两脚分开，与肩同宽，大腿与小腿呈90°，身体正直，下颌微收，全身放松，轻闭双眼，左右手由身体两侧抬起到胸前双掌合十。意守丹田穴，5～10分钟后，意想膻中、右肩井、左肩井、左曲池、左手外劳宫、左手内劳宫穴，过渡到右手内劳宫、右手外劳宫、右曲池、右肩井穴，然后再想左肩井、左曲池穴，意念引气在体内循环转动。

收功时由右肩井至膻中穴、中丹田穴，静守5～10分钟即可。练功

专家发言

早期患者心情烦躁，情绪不稳定，常因为一点小事就和别人发脾气，注意力不能集中，做事常丢三落四，记忆力减退、失眠、头昏脑涨。

随着病期的延长，症状逐渐加重，患者除表现为以上症状外，有时还伴有多种植物神经紊乱症状，如心慌、气短、食欲不振、胃肠饱胀、阳痿、遗精或早泄等。严重时，患者整天软弱无力，稍一活动就心率加快、气喘、精神萎靡等。

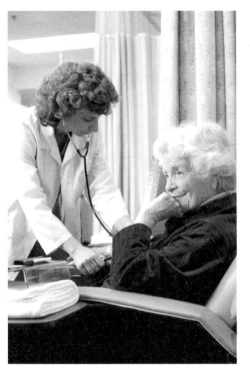

时上述每个穴位要静守 30 秒以上。每日最好早晚各做 1 次。

半身不遂

半身不遂一般发病在 40 岁以后，是老年人常见病之一。

医学上叫偏瘫。患者一侧上下肢出现运动障碍，有的患者还有语言障碍、口眼喎斜、面瘫等症状。

病因多为脑血管意外，如脑出血、脑血栓形成等。脑出血多数由于高血压和动脉硬化所致。此外，颅脑外伤、颅内肿瘤等也可引起半身不遂。

中医则认为此病是中风、类中风

等，易导致口眼喎斜等，但是神智仍然清楚。

临床表现主要有突然昏倒，口眼喎斜，半身不遂，语言障碍。重者高热，人事不省。急性期过后，常留有后遗症，如半身不遂，肌肉痉挛，手呈握拳状，肘关节屈曲不能伸开，下肢伸直性痉挛，膝关节僵直，足背下垂，迈步时脚向外划圈。

运动康复疗法

1 疗法一

此功坐、卧位均可练习。

（1）坐式：坐于椅子上，脊背后靠，全身放松，以舒适为度。

（2）卧式：仰卧和侧卧均可，全身放松。

呼吸自然，两眼轻闭，意想两肘横纹外端凹陷处的曲池穴，可疏通手阳明大肠经。

曲池穴：两肘横纹外侧端，肱骨外上髁内侧的凹陷处。

每次练功要在 20 分钟以上，每日早晚各做 1 次。

2 疗法二

用艾卷灸穴位，每穴各灸 3 分钟。每日早晚各灸 1 次。穴位位置如下。

（1）风池穴：位于后头部，颈

部肌肉隆起外缘的凹陷处。

（2）大椎穴：位于背部正中线上部，第7颈椎棘突与第1胸椎棘突之间的凹陷中。

（3）肩井穴：位于肩部，第7颈椎棘突与肩峰连线的中点。

（4）间使穴：位于前臂屈侧，腕横纹上3寸，掌长肌腱与桡侧腕屈肌腱之间。

（5）曲池穴：位于肘部，肱骨外上髁内侧的凹陷处。

（6）足三里：位于小腿腓侧，膝关节外侧下方凹陷往下约4指宽处。

（7）百会穴：位于头顶正中线与两耳尖连线的交点处。

3 疗法三

此方法康复期患者可练，可使患肢的肌肉神经主动运动逐渐出现并加强。

（1）颈部放松功：头按顺时针方向慢慢旋转12圈，再按逆时针方向慢慢旋转12圈。

（2）肩肘腕放松功：

①伸掌戏水：两臂微曲，掌心向上，指尖指向两胯，两手向前平伸出，两臂伸直，与肩同宽，高与肚脐平，掌心向上，指尖向前。

②反手抱球：屈肘，手指尖由外向后划圆弧，当指尖转向后时，掌心逐渐翻转向前，两手中指相接，大拇指向下。

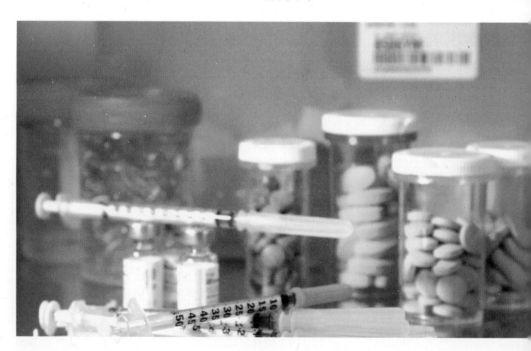

③伸臂冲波：两手背相贴，向前伸直，高与肩平。

④分水藏珠：两手分别向两侧，向后划圆弧，划到背后命门穴处，然后合谷穴相贴，掌心向上。

⑤趋波凌浪：两手由后向前划圆弧，手背相贴，掌心向外，大拇指向下。

⑥伸臂冲波：两手指尖向后向外划弧，掌心逐渐翻转向上，两臂向前伸直，与肩同宽，高与肚脐平。

（3）腰部放松功：放松站立，两臂自然下垂，向左转腰，视线由前向后转108°。身体回到正中，再向右转腰，视线由前向后转108°。此为1次，共做32次。转腰时，两臂随腰自然摆动，不加意念。

（4）胯部放松功：两手叉腰，大拇指在前，胯部顺时针旋转6圈，再逆时针旋转6圈。此为1次，共做3次。

（5）膝踝放松功：并脚站立，两膝微屈，两掌心分别扶在两膝盖上。膝与踝部放松，手扶膝盖沿左脚小趾、大趾、右脚大趾、小趾及足跟方向顺时针划弧，划12圈，再逆时针方向划12圈。划圈过程两掌心始终扶住膝盖勿离开。

（6）全身放松功：两脚分开，与肩同宽，屈膝蹲身，两臂向前抬起，肘微屈，腕微垂，上臂不用力，用腰带动全身抖动，约1分钟即停。

运动指导：

练放松功可随患肢的康复逐渐增加运动量，每个部位转圈的数量可增至32圈。

中风偏瘫

偏瘫肢体功能康复的最佳时间是在发病后3个月内，只要患者神志清醒，生命体征稳定即可开始康复治疗。一般脑梗死患者病后2~3天，脑出血患者病后1周左右就可开始运动治疗，运动治疗开始得越早越好。一般来说，发病后6个月内都是有效康复期；当病程达到1年以上，治疗效果会降低。

偏瘫患者的恢复在前几个月较快，效果明显，但6个月后大多数恢复变慢。如果在 1 年以上肢体功能仍得不到完全恢复，则会遗留下不同程度的后遗症，有时将伴随终身。偏瘫侧肢体功能虽不能恢复，但这并不意味着患者不能康复，可通过其他措施来恢复日常生活自理的能力，使其能重返家庭，回归社会。

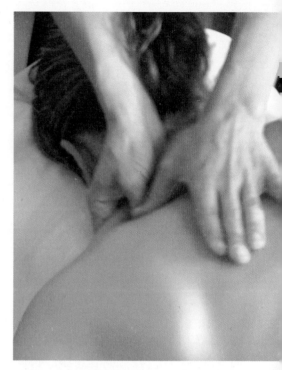

运动康复疗法

1 初期

初期是软瘫期，指患者处于偏瘫早期。一般最早在病后 1 周内，平均 2 周左右。如果患者经抢救已脱离危险，病情已趋稳定，神志清楚，生命体征平稳，即可开始早期的运动疗法。

初期的治疗目标为：

（1）改善对身体和近端关节的控制能力。

（2）保持肩胛部，上、下肢的活动。

（3）提高和平衡肌肉张力。

（4）提高活动能力。

具体措施如下：

（1）采取对抗痉挛的体位，即上肢处于伸展位，下肢髋、膝处于屈曲位，踝关节处于中立位。可用软枕帮助置放，避免被褥等压住足趾。

（2）被动活动和按摩，在做髋、大腿肌肉及肢体活动和按摩时手法要柔和，不要用力揉捏。

（3）应用 PNF。该技术是通过中枢性反射、周围皮肤感觉和本体感觉等不同途径，调整和改善脑部及周围神经组织的兴奋性，以实现高级中枢对神经肌肉功能的重新支配。此期主要采用兴奋性的促进手法提高肌肉张力，促使软弱无力的肌群收缩。

（4）床上体操。体操的重点内容是加强健侧肢体的主动或抗阻活动，抑制偏瘫侧上肢的屈肌痉挛和下肢的伸肌痉挛，促使患者早日康复。床上体操共计 12 节，根据病情，可选择从 3 ~ 4 节开始，然后逐渐增加，不要操之过急。

第 1 节

头转向患侧，用健手从患侧额部开始向后颈部梳理，手指紧压头皮，缓慢向后推动，重复 20 次。

第 2 节

用健手将患侧手臂置于胸前，用健手拇指、示指沿患侧各手指两边由远端向近端挤捏，并在手指近端根部紧压 20 秒。每个手指重复 5 次。

第 3 节

将患侧手臂置于胸前，用健手从患侧肩部沿上肢外侧拍打至手部，往返进行 20 次。如果衣服较厚，可握拳叩击。

第 4 节

健手带动患手用力前举或上举过头，直至两肘关节完全伸直，保持 10 秒后复原，重复 20 次。

第 5 节

用健手抓住患手使其伸展，然后在健手带动下在脸部模仿洗脸的动作，顺时针、逆时针向各重复 10 次。

第 6 节

两臂伸展置于身体两侧，两腿取屈髋、屈膝位，可用枕或由家属或治疗者将患腿固定或将患腿翘于健膝上，然后尽量抬臀离开床面，保持 10 秒，重复 5 ~ 10 次。注意不应屏气。

第 7 节

仰卧位，下肢倒向健侧，再从健侧屈膝，转向偏瘫侧，可帮助骨盆旋转，肩背部应尽量保持平放床面的姿势。

第 8 节

仰卧位，将偏瘫侧下肢屈髋、屈膝并抬离床面，在保持髋关节屈曲的前提下，努力伸直膝关节并尽可能伸展踝关节及足趾。然后再伸直髋关节，将偏瘫下肢放回床面。

第 9 节

健腿伸直，抬高 30°，保持 10 秒，也可用健腿托住患腿做直腿抬高，重复 5 次。

第 10 节

用健手去摸患侧足背，重复进行 10 次。

第 11 节

用健侧足跟敲击患膝，从膝下沿小腿前外侧至足外侧，从上到下，来回敲打 10 次。

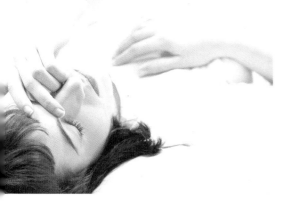

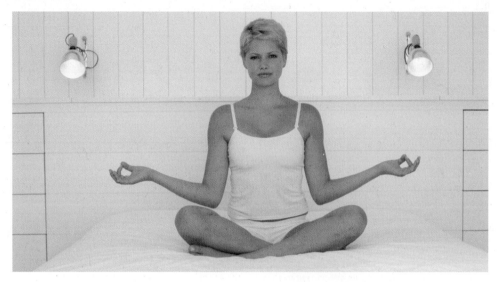

第12节

仰卧位，做缓慢的深呼气和深吸气运动。

运动指导：

（1）加强保护患侧肢体关节，防止关节的损伤，尤其是肩髋关节。

（2）练习动作时呼吸自然，防止屏气。

（3）患者在被动活动时应注视患侧肢体，尽量体会不同位置时的感觉。

（4）对脑出血患者在活动前后注意脉搏、血压的变化，一般心率不超过每分钟110次，收缩后升高不超过20 ~ 40毫米汞柱（2.7 ~ 5.2千帕）。

（5）尽量调动患者的主观能动性，使其积极配合治疗。

2 中 期

中期是痉挛期。随着病情的发展，病侧肌张力逐渐增高，患者在2 ~ 3个月内出现明显的肌痉挛，如上肢屈肌痉挛、下肢伸肌痉挛。

中期的治疗目标为：

（1）进一步平衡肌张力（包括抑制肌痉挛），促进更多分离动作出现。

（2）加强对近端大肌群活动的控制。

（3）加强对中间关节（肘、膝）的控制。

具体措施如下：

（1）采用抑制性体位，打破肌痉挛模式。仰卧位可降低上肢屈肌张力；俯卧位能降低下肢伸肌张力；爬行位、坐位、两臂向后支撑位，都是较好的抗肌痉挛体位。

（2）采用神经促进技术中的抑制性手法降低肌张力。

（3）采用肌肉牵张技术如被动徒手牵张、自我牵张等。俯卧位下牵张大腿前方股四头肌，可在大腿下垫一块手巾，屈曲膝关节至最大范围；牵张小腿三头肌时可让患者靠墙，在15°～30°的斜板上站立数分钟，足跟着地，足背屈曲。

（4）上肢以伸展性综合动作为主，下肢以屈曲性综合动作为主，并根据先近端后远端的顺序加强近端关节活动功能。体操动作共计9节，开始时练习3～4节，逐渐提高动作质量和增加动作次数。

第1节

患侧上肢向前上举，要求肘关节

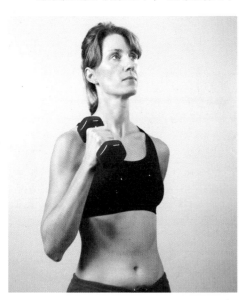

充分伸展。如力量较小，可用健手固定患肘后再做此动作，也可将健侧上肢向前平举，让患侧手掌沿健侧肩部向手部来回移动，重复10次。

第2节

两臂取外展侧上举位，掌心朝上，健侧上肢向前平举，患侧上肢逐渐向健侧靠拢，同时用力击掌，重复10次。

第3节

两肩同时向前、向上耸起，并做环绕运动，重复20次。

第4节

双手合掌置于额前，两肘夹紧再分开，重复10次。

第5节

健腿屈髋、屈膝支撑于床面，将患腿翘在健膝上，如患腿伸肌张力较大（有肌痉挛），则弯曲置于膝上并放下。完成上述动作困难者，可将健腿取伸直位，然后患腿置于健膝或小腿上并放下，重复10次。

第6节

两腿弯曲、靠拢支撑于床面，分别向左右两侧摆动髋部，重复10次。

第7节

两腿伸直靠拢，然后同时屈髋、屈膝，要求足跟紧贴床面移动，在充分弯曲后，双足抬起，双膝向腹部靠拢。如果患腿力量不足，则将患足置于健足上完成这一动作，重复10次。

第8节

两臂伸展置于身体两侧，患腿屈髋、屈膝，双足撑于床面，健腿伸直抬高30°～40°，或翘在患膝上，用力抬臀伸髋，并保持10秒，重复10次。

第9节

健侧上肢弯曲置于胸前，患手与健手对掌并用力前推，充分伸展患侧肘关节，要求健手给予相反方向的阻力，重复做10次。

平衡练习以坐位、立位平衡训练为重点，注意矫正坐位、立位的异常姿势，抑制患侧的肌痉挛，加强躯体协调控制能力。

在患者具备了步行条件后，进入步行训练准备阶段，即先做步行分解动作练习，以步态训练为重点。开始时由他人帮助或借助辅助工具，以后逐渐过渡到独立完成动作。在步态训练中容易出现肌痉挛而影响训练效果，可将患侧上肢外展伸直支撑于桌、椅或手杖上，以此抑制上肢肌痉挛。

作业治疗期间应以健手带动患手完成一些简单伸展活动，如推球、推圆木、擦桌子、搭积木等。

借助支具或夹板缓慢牵张肌肉，以此缓解肌痉挛。在治疗中一旦发现有肌痉挛倾向，应尽早佩戴支具，常用的有肘关节、腕、指关节伸展位矫正支具和踝关节矫正支具。支具还有保护及稳定关节的作用，在功能训练中起辅助作用。

运动指导：

（1）训练时要注意保持身体的正确姿势和头的中立位，必要时可借助镜子。

（2）动作的完成要规范，不断矫正异常动作。

（3）在进行关节肌肉的挤压牵张过程中要注意防止关节、肌肉、韧带的损伤。

（4）训练中一旦出现肌痉挛，应及时控制。

（5）避免过度用力活动，动作强度由小到大，动作难度由简单到复杂。

（6）训练中强调患者主动配合和主动活动，尽量减少他人的帮助。

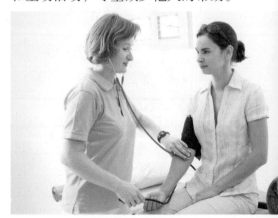

（7）训练中加强保护，治疗者应站在患者身边进行指导。

（8）要把患侧看成一个整体，训练中要全盘考虑。例如，在做下肢活动时，应注意上肢或身体可能出现的痉挛模式，并及时进行纠正；此外，上肢肌痉挛明显时，同时也伴有身体、下肢的肌痉挛。治疗时，一旦抑制了身体的肌痉挛，肢体的肌痉挛也会相应地好转。

3 恢复期

恢复期相当于偏瘫功能分级的终末级。该期目标：

（1）加强对运动技能的控制。

（2）改善步态。

（3）改善日常生活能力。

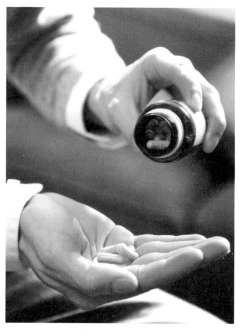

（4）提高运动效率，并提高动作的速度，使动作按正常频率进行。

（5）改善离心性收缩的控制能力。

注意防治各种偏瘫并发症

1 疗法一

一侧手臂向前平举，手握拳，拳心向上；另一侧手握拳，做划圈击锤动作，并握拳敲击另一侧拳，两侧交替进行 10 次。

2 疗法二

两臂置于身体两侧，两腿屈髋屈膝踏步，举起一侧手去拍打对侧膝部，然后换另一侧手重复上述动作，交替进行 20 次。

爱心提醒

处于恢复期的患者，可以通过器械活动，如借助自行车、跑步机、平衡板、肩关节旋转器、腕关节旋转器或肋木完成一些难度较大的活动，从而提高患侧肢体的主动性、力量性和协调控制能力。

强化患侧的日常生活能力训练。要有意识地运用患肢完成各种日常活动，提高患肢实际操作能力。训练中不能急于求成，应将动作逐一分解进行，直至最后全部完成。

3 疗法三

两臂伸直于体侧，掌心朝下，两侧手腕紧贴床面，双手交替在床面上拍打，然后两腿弯曲，足跟紧贴床面，左右足交替击拍；也可在坐位或立位下双手、双足交替拍打桌面或地面。可重复进行直至疲劳。

4 疗法四

取仰卧位或坐位、立位，足跟紧贴床面或地面，交替划圈，重复10次。

5 疗法五

取仰卧位，在前面半桥运动的基础上，两腿弯曲支撑，双足交替抬起，做踏步动作，重复10次。

6 疗法六

取健侧坐位，患腿从前向后划圈做踏踩自行车的动作或在坐位下做踏踩自行车的动作，重复20次。

7 疗法七

取卧位或坐位，健腿充分伸展，患侧足跟从健膝沿小腿前外侧来回敲击，往返10次。

8 疗法八

取卧位，患侧下肢屈膝，以足支撑于床面，将髋外旋放倒膝部，腿外侧贴于床面，再做髋内旋回到开始时的支撑位，然后伸直下肢，重复20次。

9 疗法九

取卧位，患腿取外展位，将小腿置于床沿，自然下垂于屈膝90°位（注意只屈膝不屈髋），然后进行膝屈伸的小腿摆动活动，重复20次。

运动指导：

（1）做操时，应配合有节律的呼吸运动，避免过度屏气造成的血压升高；

（2）患者应根据自己的体能逐渐从初级向高级体操过渡，不必做完全操，可选择自己能完成的5～6个动作，每个动作完成的次数可酌量增减，每天重复1～2次；

（3）血压偏高（>24.0/14.7千帕，>180/110毫米汞柱）、波动较大者暂不做操；

爱心提醒

高热、出现脑梗死或脑出血症状时暂停运动训练。

心率过高（安静时心率高于100次/分），血压过高或明显波动者（>180/110毫米汞柱）暂停运动治疗。

运动过程中出现头痛、头晕、胸闷等症状时，暂停运动。

（4）活动量以不超过 110 次 /
分钟为宜。

头　痛

头痛可由多种原因引起。除了头
部本身的疾病引起的头痛外，头部以
外或全身的疾病也可以引起头痛。一
般比较常见的头痛原因有下列几种：

运动康复疗法

1　疗法一

两脚开立，与肩同宽，两臂自然
下垂，两手中指贴风市穴，体重平均
在两脚，头顶正直，舌抵上颚。全身
放松，用左手大拇指点按左风池穴，
由下方往右前上方按，按时两眼轻闭，
点按 1 ~ 2 分钟。然后再用右手大拇
指点按右风池穴，由下方往左前上方
点按，点按 1 ~ 2 分钟。

然后示指伸直，指尖朝下，其余
四指向掌心回曲，示指由前额按至太
阳穴，顺时针转 6 圈再逆时针转 6 圈。
此为 1 次，共做 6 次。

2　疗法二

平坐于椅子上，两脚分开，与肩
同宽，大腿与小腿呈 90°，身体正直，
全身放松，下颌微收。两眼轻轻闭起

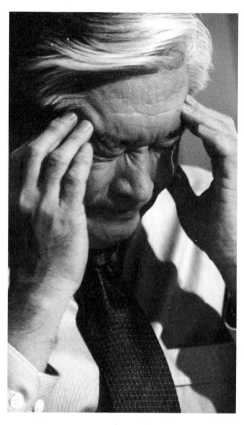

来，意想后腰肾俞穴，摒除杂念，两
手握拳，大拇指在内，两拳握紧，拳
心向上，深吸一口气，闭住，使清气
充溢体内，到闭不住时，分 3 次由口
呼出，呼气时发"嘘"字音，以排出
体内邪浊之气。然后左手抬过头顶，
揪住右耳尖，向上提拉 12 次；接着
右手抬过头顶，揪住左耳尖，向上提
拉 12 次。用手指肚由头顶前方向后
方、向两侧做梳头动作 108 次。然后
静坐，自然呼吸，意想有甘露水由头
顶向下淋浴，将体内邪浊之气冲刷干
净。每次静坐 20 ~ 30 分钟。

1. 头部本身的疾病。

（1）脑实质疾病：脑震荡、脑脓肿、脑瘤、脑炎和脑梅毒等。

（2）脑血管疾病：蛛网膜下腔出血、静脉窦血栓形成、弥漫性脑血管硬化、栓塞。

（3）脑膜疾病：流行性脑膜炎、化脓性脑膜炎、结核性脑膜炎和梅毒性脑膜炎。

2. 颅腔邻近的疾病。

（1）眼部疾病：远视、散光、青光眼和虹膜睫状体炎。

（2）耳部疾病：急性中耳炎和乳突炎。

（3）鼻部疾病：急性鼻炎、鼻旁窦炎和鼻咽癌。

（4）咽部疾病：急性咽炎和扁桃体炎。

3. 感染中毒性疾病。

（1）急性和慢性传染病：流行性感冒、伤寒、肺炎和疟疾等。

（2）中毒性疾病：一氧化碳中毒、铅中毒、尿毒症和胆血症等。

（3）心血管系统疾病：高血压、动脉硬化、静脉充血、心力衰竭等。

（4）功能性疾病：神经衰弱、偏头痛、精神紧张性头痛、癔病和癫痫后头痛等。

（5）其他：腰椎穿刺后头痛等。

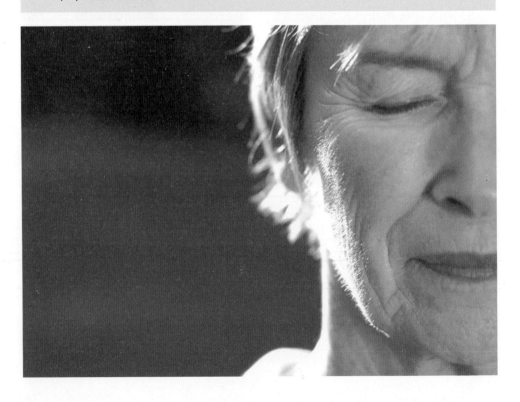

三叉神经痛

三叉神经痛指在三叉神经分布的区域内发生阵发性的剧烈疼痛。患者多为中年人或老年人，女性多于男性。

三叉神经分布在面部皮肤区域内，阵发性剧烈疼痛多见于一侧，也有时全脸发生疼痛。疼痛一般为突然发作，发病常由吹冷风、谈话、洗脸、理发、刷牙、进食等因素诱发。发病时痛如刀割，每次发作持续时间为数秒至1分钟左右，一天之内可以反复多次发作。不发作时没有疼痛或觉得面部有些麻胀。也有些患者很长时间才突然发作1次。疼痛经数周或数月可逐渐减轻或停止，但经常发作的剧痛会使患者难以忍受，从而导致食欲不振、精神萎靡。

治疗首先要区别是原发性还是继发性的，有典型发作的病史而又检查不出明显的阳性体征的，可诊断为此病。

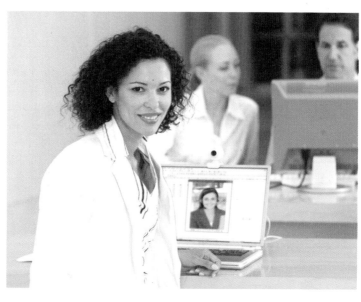

运动康复疗法

1 疗法一

两脚开立，与肩同宽，两臂自然下垂，全身放松。两臂由两侧上起至胸前，两掌相合，互相摩擦36下。两手自鼻侧向上，经眼眶下、耳前在面部做圆周按摩，共按摩36圈。每日早晚各按摩1次。

2 疗法二

两手捂住两耳，叩齿36下。口微闭，鼓漱36次，两手大拇指沿两颊下部向下颌处按压。口水分3次意念咽入丹田穴。

3 疗法三

两脚开立，与肩同宽，两臂自然

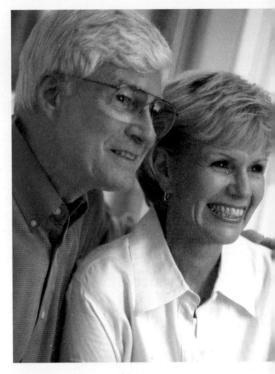

松垂，头顶正直，舌抵上颚，全身放松，摒除杂念。自然呼吸，意想天上下牛毛细雨，自头顶、面部、前胸、腹部、腿部从涌泉穴排入地下，入地3尺；意想全身的病气随雨水全部排入地下，永不返回。每次练功要在20分钟以上。

坐骨神经痛

坐骨神经痛，是很多病可能表现出来的一个症状。坐骨神经受到侵害时，都可沿着神经发生疼痛。最常见的病因是风湿性坐骨神经炎和腰椎间盘突出症。这两种病所致的疼痛多发生于一侧，得此病者以中年男性居多。

运动康复疗法

1 疗法一

并脚站立，两臂自然下垂，两掌心贴近股骨外侧，头顶正直，舌抵上颚，体重平均在两脚，摒除杂念，放松身心。

两眼平视，松肩垂肘，两臂左右展开，向前上方划弧，两掌胸前相合，两掌心劳宫穴相对，但勿用力，意想两掌掌心。

两掌向左前上方围绕头顶划第1个圆弧。始终注视手掌运动方向，在两掌向左侧运动时，腰胯向右侧扭动。两掌转到身体右侧时，腰胯尽量向左扭动。两掌与腰胯运动方向始终相反。第1个圆弧划完后，两掌回到胸前，屈膝蹲身，两掌继续绕膝划第2个圆弧。绕膝划完第2个圆弧后站起。两掌经小腹前绕胸部划第3个圆弧，划完两臂向前伸直，停在小腹前。

左掌翻转向上，左肘曲向左后，两掌向左划第4个圆弧，高度在左胯上方。右前臂紧贴左肋。然后两手大拇指转向上方，转腰两掌回到中间。

右掌翻转向上，右肘曲向右后，

两掌向右划第 5 个圆弧，高度在右胯上方，左前臂紧贴右肋。然后两手大拇指转向上方，转腰两掌回到身体前面，两臂向前伸直。

两掌从头顶沿面前下降。划第 6 个圆弧，合掌当胸，停于胸前。

收功：十根手指依次分开，松肩垂肘，两手自然落于身体两侧。此为 1 遍，每次做 6 遍。

2 疗法二

反复点按后期门穴、臀中穴、环中穴、陵后下穴、十七椎下穴，点按前将两手搓热，先用指按，然后改为用掌按压。按后用艾卷每穴各灸 3 分钟，每日 1 次或隔日 1 次。

后期门穴：位于髂骨嵴上缘、正对大转子与尾骨连线的中点处，左右计 2 穴。

臀中穴：位于臀部大转子后上方，左右计 2 穴。

环中穴：位于臀部、定出尾骨尖与大转子连线的中点，以此中点与骶骨管裂孔连线的中点处，左右计 2 穴。

陵后下穴：位于小腿远端腓侧、腓骨小头后缘凹陷下 5 分，左右计 2 穴。

十七椎下穴：位于腰下部后正中线上，第 5 腰椎棘突下方。

臂丛神经痛

臂丛神经痛常在受寒或患流感后，呈急性或亚急性起病。开始时，锁骨上窝及肩胛部胀痛向上肢外侧扩展。疼痛在初期呈间歇性，以后转为持续性。屈肘及减少肢体活动可减轻疼痛，伸臂及抬高上肢可加重疼痛。触到锁骨上、下窝和腋下时有压痛，患侧上肢肌无力，腱反射减弱，感觉障碍常不明显。

运动康复疗法

本病可结合病情，进行动静结合的锻炼治疗，如再辅助穴位按摩，则疗效更显著。

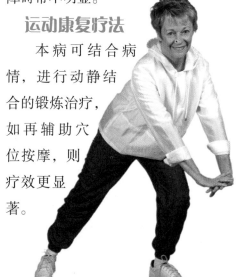

1 疗法一

（1）伸掌戏水：两臂微曲，掌心向上，指尖指向两胯。两掌向前平伸，两臂伸直与肩同宽，高与肚脐平，掌心向上，指尖向前。

（2）反手抱球：屈肘，手指尖由外向后划圆弧，当指尖转向后时，掌心逐渐翻转向前，两手中指相接，大拇指向下。

（3）伸臂冲波：两手背相贴，向前伸直，高与肩平。

（4）分水藏珠：两手分别向两侧，向后划圆弧，划到背后命门穴处，再合谷穴相贴，掌心向上。

（5）趋波凌浪：两手由后向前划圆弧，掌背相贴，掌心向外，大拇指向下。

（6）反手抱球：两肘屈曲，两掌撤至胸前，中指指尖相接，大拇指向下，掌心向前。

（7）伸臂冲波：两手指尖向后向外划弧，掌心逐渐翻转向上，两臂向前伸直，与肩同宽，高与肚脐平。

（8）分水藏珠：两手向上向内划弧至腹前，沿带脉向后至命门穴处，两手合谷穴相贴，掌心向上。此为1次，共做6次。

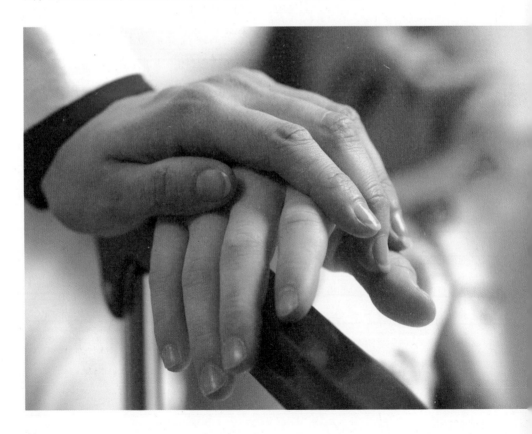

2 疗法二

端坐于椅子上,头微低,颈部放松,用手指按揉颈部两侧的新设穴,每次按揉 108 下,每日早晚各按揉 1 次。

新设穴:位于颈部,第 4 颈椎横突尖端,斜方肌外缘,后发际下 1.5 寸处。左右计 2 穴。

面神经炎

面神经炎又称面神经麻痹,临床特点是一侧面部表情肌发生急性麻痹。在头部神经疾病中,本病最常见。

本病病因尚不明。可由于一侧面部或耳后较长时间受凉导致面神经发生间质性神经炎。面神经管内的骨膜水肿,也可使面神经受压迫导致功能障碍。部分病例也可由病毒感染引起。

运动康复疗法

1 疗法一

坐式,平坐于椅子上,两脚分开,与肩同宽,大腿与小腿呈 90°,全身放松,用下颌接触左肩井穴再接触右肩井穴。左右各接触 64 次。

用两手搓耳后乳突穴部位和风池穴,搓热为止。

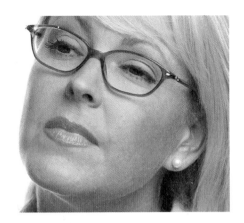

2 疗法二

开脚站立,两脚距离与肩同宽,体重平均在两脚,两臂松垂,掌心贴近股骨外侧,头顶正直,舌抵上颚,摒除杂念,放松身心。

全身放松,自然呼吸,两眼轻轻闭起,意想患侧面部有一团火,正在燃烧,意守 20 分钟后,将两掌相互摩搓至热,用患手搓患侧面部和耳后乳突穴部位 108 下。每天搓 3 ~ 4 次。

3 疗法三

开脚站立,两脚距离与肩同宽,两臂松垂,掌心贴近股骨外侧,头顶正直,舌抵上颚,体重平均在两脚,摒除杂念,放松身心。

两眼平视,两掌转至两腿前面,含胸实腹,屈膝蹲身,沉臀部,头向前微低,两掌心摸到膝盖为止。

身体慢慢直立,挺胸仰头,使脊椎向后弯。蹲身摸到膝盖低头,直身挺胸仰头为 1 次。每回做 36 次。

突发性耳聋

突发性耳聋是指突然发生的感觉神经性耳聋，可能是由中耳、内耳、内听道、小脑脑桥角或中枢神经系统病变引起。听力损失程度可由轻度到全聋。多伴有耳鸣，部分患者有眩晕。常为单侧，只有少数为双侧。男女发病无明显区别，发病年龄以 40 岁上下居多。

运动康复疗法

1 疗法一

开脚站立，两脚距离与肩同宽，两臂自然松垂，体重平均在两脚，头顶正直，舌抵上颚。两手各摩搓两耳 36 下，然后沿两耳外耳轮按摩至中间耳孔处。用食指将耳孔堵严，再突然向外拔开，耳内可听到"呼"的一声响，此为 1 次，共做 6 次。

2 疗法二

两脚开立，与肩同宽，两臂自然松垂，重心平均在两脚，头顶正直，舌抵上颚，摒除杂念，全身放松。自然呼吸，两眼轻轻闭起来，意想患耳内有一支红蜡烛正在燃烧，意守

20 ~ 30 分钟后，将两掌相互摩搓致热，再搓耳朵 36 下。每日早晚各做 1 次。

3 疗法三

开脚站立，两脚距离与肩同宽，两臂松垂，掌心贴近股骨外侧，头顶正直，舌抵上颚，体重平均在两脚，摒除杂念，放松身心。

两眼平视，两掌转至两腿前面，含胸实腹，屈膝蹲身，沉臀部，头向前低，两掌心摸到膝盖为止。

身体慢慢直立，挺胸仰头，使脊椎向后弯。蹲身摸到膝盖低头，直身挺胸仰头为 1 次。每日做 36 次。

专家发言

本病的病因不明，经研究认为有以下可能：

1. **病毒感染**：约有 18% ~ 33% 的突发性耳聋患者在发病前数日或 4 周内曾患呼吸道感染或发热，而腮腺炎病毒是最重要的致病因素。

2. **供血障碍**：可能由于颈椎病、血压偏高或偏低等血管功能障碍，加上紧张、劳累、生气、忧虑等诱因，引发内耳血管供血障碍，导致突发性耳聋。

3. **迷路窗膜破裂**：患者在发病前曾做过咳嗽、打喷嚏、提重物等剧烈运动，致使脑髓压力突然增高，压力经耳蜗导水管传递到鼓阶而引起迷路窗膜破裂，导致突发性耳聋。

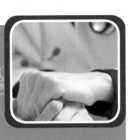

健康是女性魅力的根基，但我国女性常见病发病率已高于50%，即半数以上的女性患有妇科病。本章节从女性常见疾病入手，着重讲解疾病的根源、治疗方法和日常护理，帮助广大女性们远离疾病的困扰。

妇科疾病

痛　经

痛经指在行经之前或经期之中，下腹有较剧烈的胀痛。大多数在月经来潮时开始，历时约半小时至1～2小时，常为阵发性绞痛，剧烈时患者面色苍白、出冷汗、手脚发凉、恶心、呕吐，甚至晕厥、虚脱。在剧烈腹痛发作后则转为阵发性中等度疼痛，大约12～24小时后渐渐消失，也有个别患者需要卧床2～3天。疼痛的部位多在下腹部，重者可放射至腰骶部或股内前侧。

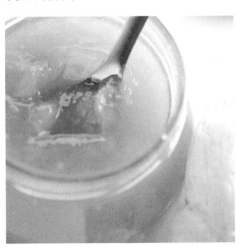

痛经在临床上分两种：

一种是从月经初潮就开始有疼痛，为原发性痛经。此种患者，生殖器多无明显病变，痛经的原因可能是精神紧张，或子宫发育不良、子宫颈口狭窄和内分泌失调等。另一种是初潮以后，过一段时期才发生痛经，为继发性痛经。原因多为生殖器炎症和子宫肌瘤，有时也可因子宫内膜异位症所致。子宫内膜异位症是一种妇科疾病，是子宫内膜生长在子宫腔以外的部位，如子宫肌层、卵巢等处。每次行经时，子宫内膜由于充血、出血而在盆腔中形成粘连，因而引起胀痛。

运动康复疗法

1　疗法一

大拇指用力反复点按三阴交穴，痛止即停。

三阴交穴：位于内踝上3寸，胫骨后缘。左右各1穴。

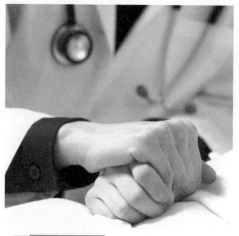

盖放松，两小腿放松，脚面放松，十根脚趾依次放松，脚心放松，两脚好像浸泡在温水里（夏天意想浸泡在凉水里），最后连续默念"全身放松"3遍。此功每日早晚各练1次。

爱心提醒

应进行适当锻炼、增强体质、注意经期卫生、生活规律、劳逸结合、保证适当的营养和充足的睡眠。在月经期应避免剧烈运动，过度劳累；还应避免生冷寒湿，忌用冷水洗澡；另应消除对痛经的恐惧心理。

2 疗法二

按揉气中穴、关仪穴。手掌搓热后，按揉气中穴，用力要适度，以患者不感到压痛为度，按至腹部发热为止；再点按关仪穴，左右腿各点按14下。

气中穴：位于腹中部正中线、肚脐下 1.5 寸、再左右旁开各 1.5 寸处。左右各 1 穴。

关仪穴：位于膝关节后的腓侧、腘窝横纹上 1 寸凹陷中。左右腿各 1 穴。

3 疗法三

站式、坐式、卧式均可练功。

周身放松，轻轻闭起眼，意想头顶放松，两耳放松，两肩放松，两上臂放松，两小臂放松，手掌放松，手指放松；然后再想头部放松，面部放松，脖子喉咙放松，胸部放松，腹部放松，会阴部放松，两大腿放松，膝

闭 经

女性年过 18 岁月经不来潮，称为原发性闭经。原来有月经后又停 3 个月以上，称为继发性闭经。青春期以前、妊娠期、经绝期、哺乳期的闭经，是生理现象，故不包括在闭经之内。

闭经的原因可分为全身和局部两种。全身的主要原因有慢性疾病、贫血、营养不良、内分泌失调；局部的主要原因有先天性生殖器发育不全（如子宫发育不良、无孔处女膜、阴道闭锁、子宫或卵巢缺损等）、生殖器结核、肿瘤和子宫萎缩。健康女性在月经期间感受风寒、过度劳累和遭受重大精神创伤时，都可以发生闭经。

运动康复疗法

1 疗法一

开脚站立，两脚距离与肩同宽，两臂自然松垂，头顶正直，舌抵上颚，体重平均在两脚，全身放松。两掌慢慢转向下方，侧平上举至肩平。然后平掌转腕，掌心向前。两手向前下方45°，两掌相合，上身微前倾，注视两手拇指，牙关咬紧，脚趾抓地，两手相互摩擦36下，两手绕胯贴于背

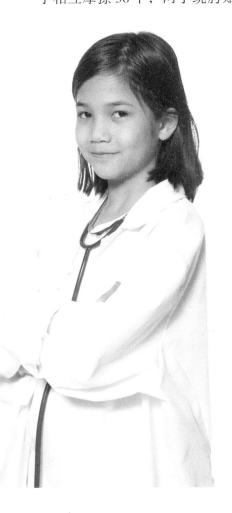

后，两内劳宫穴对准肾俞穴，同时上下摩擦64次（一上一下为1次）。然后再将两内劳宫穴贴于肾俞穴上，意想两肾，同时做3次深呼吸，继而翻掌，以外劳宫穴贴肾俞穴，身体立直。两手随肘臂前合，两手沿带脉绕至脐前，轻轻贴腹下滑至小腹前，两手再沿胯分开至身体两侧，然后两手松垂。此为1次，反复做3次。每日早晚各做1次。

2 疗法二

面向南方，端坐在椅子上（或自然盘坐），下颌微收，含胸拔背，沉肩垂肘，虚腋，大腿水平与上身和小腿呈90°，若椅高则脚下垫物，若椅低则臀下垫物。后脚微离地，两手掌心向上放大腿上，分别轻贴两膝，齿闭唇合，舌抵上颚，清心闭目，意想会阴穴，呼吸自然。每次练功30分钟，每日早晚各练1次。

爱心提醒

闭经的患者常伴有腰背胀痛、周身无力、易倦。闭经严重的伴有头昏、失眠、毛发脱落、乏力不能劳动。

治疗原则：应尽量做到治疗、休息、营养三结合。症状严重者应先完全休息一段时间，症状较轻者应坚持气功锻炼。

月经不调

关于经期锻炼的问题，过去学者们认为女性在经期进行体育运动是不适宜的，近年来的实践和研究否定了这种观点。月经周期正常、生殖器官无慢性疾病的女性在经期可照常锻炼。经期锻炼不仅能对身体不适起调节作用，而且能改善机体的营养代谢和盆腔的血液循环，有利于身体健康。月经不调和痛经者可做些促进盆腔血液循环的练习，包括屈伸髋关节和伸展腰骶部肌肉的活动。

经期适当的运动对身体是有益

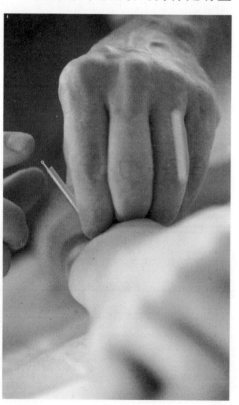

的，关键是要合理适当。适当减少运动量和运动时间，逐渐地培养经期锻炼的习惯。在经期的最初 1 ~ 2 天，可以参加运动量不大的徒手体操、打乒乓球、原地投篮和托排球等活动。以后随经血量的减少，逐渐恢复正常锻炼。经期应避免参加能引起腹内压增加和使腹部震动剧烈的运动，如俯卧撑、仰卧起坐、单向推铅球、快跑、跳高、跳远、跨步跳、跳起扣排球等；经期也不宜下水游泳。严重痛经、经期血量过多或月经紊乱的女性，经期应停止一切体育活动。

运动康复疗法

下面介绍一套自我调整方法。

（1）先端坐椅上，用右掌心紧贴腹部，从右下腹开始，绕脐按顺时针方向搓摩，一呼一吸宜尽量延长，其间手已行一圈，同时摒除杂念，意守丹田，使元气回转。持续 3 分钟。

（2）接着身体平躺在床上，两腿膝部弯曲，双脚平放，两臂交错环抱在胸前。

（3）不要抬起双脚，抬起左肩，左臂尽量探向右膝，只要感觉舒服即可，保持这个姿势几秒。

（4）回到开始时的姿势，放松，然后抬起右肩，右臂尽量探向左膝。缓慢又有节奏地重复练习。

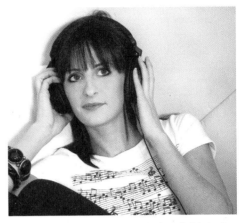

急性乳腺炎

　　急性乳腺炎几乎都是发生在产后哺乳的女性身上，尤以初产女性为多。这是由于在怀孕期间没有对乳头做好日后哺乳的准备工作，或婴儿在吸乳时损伤了乳头，细菌由乳头上的小伤口通过乳腺管侵入乳腺小叶，或经过淋巴侵入乳腺小叶的间隙组织而造成急性炎症。致病细菌为葡萄球菌或链球菌。

运动康复疗法

1 疗法一

　　开脚站立，两脚距离与肩同宽，两臂松垂，掌心贴近股骨外侧，头顶正直，舌抵上颚，体重平均在两脚，摒除杂念，放松身心。两眼轻闭，意想头顶百会穴、肩井穴、膻中穴、肚脐、会阴穴、血海穴、阴陵泉穴、三阴交穴、涌泉穴、大脚趾、二脚趾、三脚趾、四脚趾、小脚趾，再意想涌泉穴，想以上各穴时，两穴间隔 1 分钟左右。

　　两手合掌当胸，站 5 分钟后，屈膝微下蹲，掌心对准乳房下部，两手距离乳房约 10 厘米，感到乳房有热感，再站 10 ~ 20 分钟，两手外导内引，病气由两乳向下经两脚涌泉穴排入地下。每日早晚各做 1 次。

2 疗法二

　　开脚站立，两脚距离与肩同宽，两臂松垂，掌心贴近股骨外侧，头顶正直，舌抵上颚，体重平均在两脚，放松身心。

　　全身放松，两臂侧平，向上划弧，两掌胸前相合，合十当胸。5 分钟后，两掌分开，对准两乳，掌心向内，距离约 10 厘米，屈膝微蹲，正对两乳 10 分钟，然后两手松垂，身体保持直立，两掌前上举与身体呈 45°，掌心向下，指尖向前，两眼微闭，站 30 分钟。每日早晚各做 1 次。

子宫脱垂

此为老年女性的一种常见病。在正常情况下，子宫位于骨盆中部，由韧带和软组织支撑。如果子宫沿阴道下降，甚至脱出阴道口外，就称为子宫脱垂。

子宫脱垂常由综合因素所造成，如阴道和会阴等软组织在分娩时撕裂，之后未加缝合，产后过早参加重体力劳动等，而最常见的原因是随着年龄的增长，支撑子宫的软组织和韧带松弛，子宫失去支撑作用而发生脱垂。另外，长期咳嗽、便秘、营养不良等也可促成子宫脱垂。

运动康复疗法

1 疗法一

平坐于椅子上，两脚分开，与肩同宽，大腿与小腿呈90°，身体正直，下颌微收，全身放松。

鼻做深长之吸气，同时收腹，用力收提肛门括约肌。然后用口呼气，腹肌放松。此为1次，共做49次，每日早晚各做1回。

2 疗法二

仰卧硬板床上（弹簧床不行），不用枕头，两脚并齐，两腿伸直，腰腹用力上身坐起，后仰再躺平，腰腹用力上身再坐起，此为1次，每回做49次，每日做2回。

开始时可少些，每回做10~20次，以后逐渐增加，只要肯坚持练以上两种功，效果必显著。

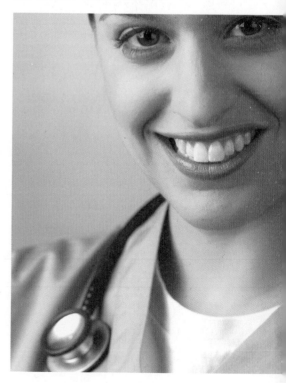

并脚站立，两臂自然下垂，两掌心贴近股骨外侧，头顶正直，舌抵上颚，体重平均在两脚，摒除杂念，放松身心。

两眼平视，松肩垂肘，两臂左右展开，向前上方划弧，两掌胸前相合，两掌心劳宫穴相对，但勿用力，意想两掌掌心。

两掌向左前上方围绕头顶划第1个圆弧。始终注视手掌运动方向，在两掌向左侧运动时，腰胯向右侧扭动。两掌转到身体右侧时，腰胯尽量向左扭动。两掌与腰胯运动方向始终相反。第1个圆弧划完后，两掌回到胸前，屈膝蹲身，两掌继续绕膝划第2个圆弧。划完第2个圆弧后站起。两掌经小腹前绕胸部划第3个圆弧，划完两臂向前伸直，停在小腹前。

左掌翻转向上，左肘曲向左后，两掌向左划第4个圆弧，高度在左胯上方。右前臂紧贴左肋。然后两手大拇指转向上方，转腰两掌回到中间。

右掌翻转向上方，右肘曲向右后，两掌向右划第5个圆弧，高度在右胯上方，左前臂紧贴右肋。然后两手大拇指转向上方，转腰两掌回到身体前面，两臂向前伸直。

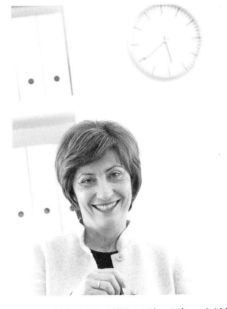

两掌从头顶沿面前下降，划第6个圆弧，合掌当胸，停于胸前。

收功：十根手指依次分开，大拇指分开，松肩垂肘，两手自然落于身体两侧。此为1遍，每次做6遍。

健康早知道

子宫脱垂患者往往痛苦不堪，生活受到严重影响。疾病初期，下阴部有块状物脱出的感觉，常在活动、咳嗽、排便之后加重，平卧、休息后块状物能自行缩回。病情严重时，脱出之物在卧床或休息之后也不能缩回，需用手托方能缩回。更严重时，用手托也不能缩回。可因局部感染、水肿肥大，而影响行动，需多日卧床。子宫脱出常伴有膀胱膨出，故可出现尿失禁。

老年性阴道炎

由于卵巢功能衰退，雌激素缺乏，生殖器逐渐萎缩，阴道上皮变薄，局部抵抗力减弱，细菌侵入后容易繁殖，再加其他诱因如阴道创伤或患子宫内膜炎、盆腔炎时分泌物不断经阴道排出，刺激阴道黏膜，从而引起老年性阴道炎。虽多发生在绝经后，但也可发生于人工绝经或哺乳过久的女性身上。

运动康复疗法

1 疗法一

两脚开立，与肩同宽，两臂自然松垂，掌心贴近股骨外侧，头顶正直，舌抵上颚，体重平均在两脚，摒除杂念，放松身心。

全身放松，意想尿道和肛门之间的会阴穴，每次观想20分钟，每日早晚各做1次。

2 疗法二

开脚站立，两脚距离与肩同宽，两臂松垂，掌心贴近股骨外侧，头顶正直，舌抵上颚，体重平均在两脚，摒除杂念，放松身心。

两眼平视，两掌转至两腿前面，含胸实腹，屈膝蹲身，沉臀部，头向前微低，两掌心摸到膝盖为止。

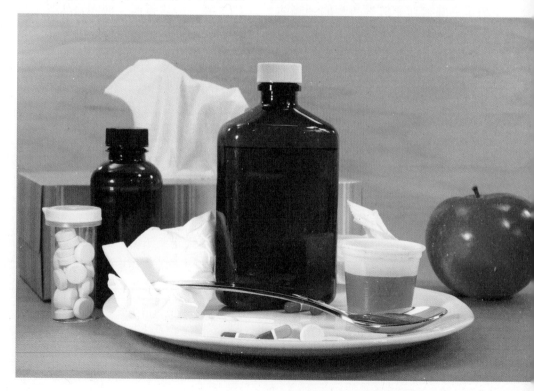

身体慢慢直立，挺胸仰头，使脊椎向后弯。蹲身摸到膝盖低头，直身挺胸仰头，此为1次。每回做36次。

3 疗法三

平坐于椅子上，两脚分开与肩同宽，大腿与小腿呈90°，身体正直，下颌微收，全身放松。

鼻做深长之吸气，同时收腹，用力提肛门括约肌。然后用嘴呼气，腹肌放松。如此鼻吸提肛，嘴呼放松为1次，共做49次，每日早晚各做1回。

专家发言

阴道分泌物增加，有时呈水样。感染严重时分泌物可转变为脓性并有臭味，偶有点滴出血。患者有阴道灼热感，阴道下坠，盆腔不适。如蔓延到前庭和尿道口周围黏膜，常出现尿频、尿痛。阴道壁和宫颈黏膜发红、轻度水肿、触痛，并有散在的点状或大小不等的片状出血斑，常常蔓延到阴道口，而以穹窿部和宫颈最明显。阴道黏膜上皮剥脱后可形成浅溃疡。如形成慢性炎症则长期不愈，可发生两种结果：一种情况是阴道黏膜下结缔组织纤维化后阴道失去弹性，阴道狭窄，形成瘢痕；另一种情况为阴道壁粘连形成阴道闭锁，甚至闭锁段以上阴道积脓。这种情况虽然临床较少见，但病情较严重。

盆腔炎

缺乏运动锻炼，尤其是缺乏腹部的运动锻炼，是盆腔炎的发病原因之一。这在城市职业女性中最常见，因本身就缺乏运动锻炼，再加上常常在办公室一坐就是一天，盆腔的血液回流长期不畅，慢慢就开始出现慢性盆腔充血，从而引起慢性盆腔炎。

运动康复疗法

1 疗法一

（1）下肢轮流或同时伸屈；

（2）下肢轮流或同时伸直上抬；

（3）下肢伸直分合；

（4）两膝屈曲做分合运动。

2 疗法二

下肢轮流或同时伸直向后上方抬。

3 疗法三

（1）两手轮流抱膝靠近胸部；

（2）两膝伸屈向两侧环绕旋转。

4 疗法四

（1）原地高抬腿踏步；

（2）两脚开立，两手叉腰，下蹲；

（3）两脚开立，两手叉腰，单侧提脚后跟或两侧轮流提脚后跟；

（4）两脚开立，两手叉腰，两

腿做内收外展运动。

运动指导：

患者可根据自己的体力在以上运动中选择几种练习或全做，每种练习做二八呼至四八呼，每次 10 ～ 15 分钟，每日 1 ～ 2 次，需长期坚持。

5 疗法五

下面介绍一套适宜家庭操作的传统推拿方法。患者仰卧于床上，治疗者立于患者右侧，按以下步骤操作：

（1）顺时针摩腹 3 分钟。

（2）治疗者左手拇指叠于右手拇指上，用拇指压揉，边揉边缓慢移动，从上脘至曲骨（耻骨联合上缘的中点处）揉 3 遍，然后以左、右手拇指同时分别压揉左、右侧的梁门穴至气冲穴 3 遍。要求力量持续缓慢而深透。

（3）以拇指指腹依次点压中脘穴、梁门穴（双）、下脘穴、神阙穴、天枢穴（双）、关元穴、气海穴、大巨穴（双）、曲骨穴各 3 分钟。神阙穴以上穴位用轻、中度刺激量，神阙穴以下穴位用中、强度刺激量。

（4）将左手叠于右手之上，采用以右手为主的掌根顺时针揉法，从关元穴开始缓慢移动，环绕神阙穴顺时针揉全腹 5 圈，再分别定点于气海穴及气海穴两侧 1.5 寸处揉 2 分钟，要求力量持续缓慢而深透。

上述操作完毕后，患者改成俯卧位，再做以下操作：

（1）沿膀胱第 1 侧线大抒穴至关元穴采用轻快的掌根揉法，左右各 3 遍，再在骶部八髎穴处揉半分钟。

（2）以左右拇指同时压揉双侧大抒穴至肾俞穴（沿膀胱第 1 侧线）3 遍，中等刺激量。

（3）以拇指轻点双侧痞根穴（奇穴，在腰部第 1 腰椎棘突下，旁开 3.5 寸）1 分钟。

（4）捏脊 5 遍。

（5）在腰骶关节处用双掌交替拍于同一部位，拍 2 分钟，中等刺激量。

至此手法操作结束，全过程约 40 分钟，要求治疗者操作时不急不躁、精力集中，还要求患者治疗前排空大小便，治疗中身体及意念尽量放松。每天治疗 1 次，10 次为 1 疗程。

禁宜事项：

盆腔炎感染中，房事不洁是重要的致病因素。由于性伴侣在房事之前忽略了局部卫生，而房事之后，女方也没有及时排尿或清洗，导致病菌很容易上行感染盆腔，引起盆腔炎。

Part 2 下篇 慢性病运动康复

　　目前，慢性病已成为造成人类残疾和死亡的最主要问题。但是，由于慢性病种类繁多，病因复杂，医学界尚没有根治的有效办法。幸运的是，通过长时间的摸索研究，现已拥有一套帮助众多慢性病患者稳定病情、改善机体功能和提高生活质量的方案，如加强实践，可对身体的康复起到重要作用。

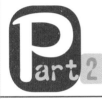
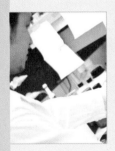
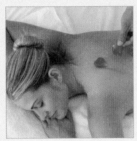
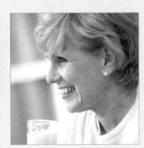
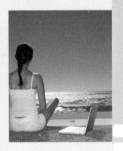
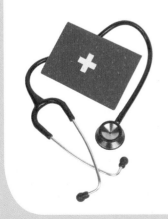
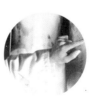
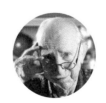
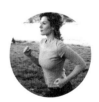

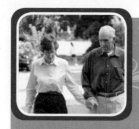

呼吸系统疾病

医学上常见的呼吸慢性病包括慢性支气管炎、支气管扩张、支气管哮喘、慢性阻塞性肺疾病、肺间质纤维化及肺癌等多种疾病。从理论上来说，大部分呼吸系统的慢性病是很难治愈的，也就是说，此类疾病只能逐步缓解，没有特效疗法。

慢性支气管炎

本病一般由急性气管炎转变而来。长期工作生活于刺激性灰尘和气体中也可引起此病，表现为长期反复咳嗽，而冷天易引起急性发作，痰为黏液样或脓样，痰液多少依病情而定，长期患病可引起肺气肿。体检时可听到干性或湿性罗音。

有些老年人呼吸道黏膜萎缩，黏膜的纤毛功能和保护性咳嗽反射的敏感性降低，气管的分泌物易潴留，容易发生慢性支气管炎，反复发作的慢性支气管炎又会影响心脏的功能。

运动康复疗法

1 疗法一

每天早晨到公园或有花草树木的地方自然散步。散步时周身放松，迈第1步吸气，迈第2步再深吸一口气，迈第3步时呼气。两臂自然摆动，每次练20～30分钟。尽情呼吸新鲜空气，扩大肺活量，增强内脏功能，消除疾病。

2 疗法二

开脚站立，两脚距离与肩同宽，两臂松垂，掌心贴近股骨外侧，两手中指尖紧贴风市穴；头顶正直，舌平放，体重平均在两脚，摒除杂念，使身心达到虚静和清空。意想两乳之间的膻中穴，久观此穴可通阴阳，连接上下，激发肺经与大肠经加速运行。每次观想30分钟，每日早晚各做1次。

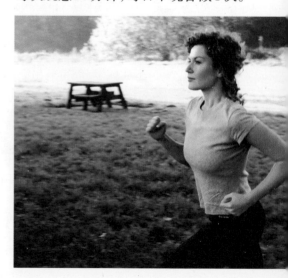

3 疗法三

开脚站立，两臂松垂，体重平均在两脚，全身放松，舌平放，舌底贴下齿，两臂向前平起，与肩同宽，高度在肚脐与心窝之间，两肘微曲，掌心向上指尖向前。口微闭，做深呼吸，吸气时意想气由掌心至肺，呼气时意想气由肺直下脚心涌泉穴，排入地下，永不返回。呼吸要深细匀长，不可憋气，每次做20分钟。最好每天在早晨空气新鲜之处做，在杨树下练功最佳，因为肺气是白色的，杨树气也是白色的，换气最佳。

爱心提醒

首先应注意饮食起居、精神情志等因素，患者在治疗前要建立治疗信心，要相信坚持练功就能治好病。平时要注意防感冒，不喝酒，戒烟，少吃辛辣食物，少吃鱼虾类，避免情绪激动，加强户外活动，适当地参加些体育运动，如打太极拳、做八段锦和气功等，以增加免疫力，提高身体素质。

支气管哮喘

哮喘的运动疗法强调辅助呼吸肌的放松，不强调呼吸肌训练。运动强度必须较小，不能在运动中诱发哮喘。

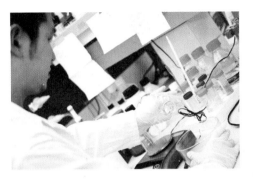

运动康复疗法

1 疗法一

放松：与慢支肺气肿患者的练功方法相似，锻炼时特别注意放松辅助呼吸肌。需要充分了解哮喘发作的原理，努力做到在出现哮喘发作先兆时，及时适当放松，以避免或减轻发作。

2 疗法二

呼吸：强调呼吸时固定辅助呼吸肌，采取两手抱头或两手交叉置于腹部或背后，两肘紧贴胸部等方式。其他要求与慢支肺气肿相似。可尝试做下述哮喘呼吸操：

（1）舒颈：放松颈部的辅助呼吸肌。首式：取站或坐位，两手自然下垂，头自然伸直。第1拍，吸气，头尽量向后伸；第2拍，呼气，回位；第3拍，吸气，头尽量向前屈；第4拍，呼气，回位。注意每次屈伸要活动到最大，使肌肉充分牵伸；回位要充分地放松。

（2）松肩：促进肩部的辅助呼吸肌放松。首式：取站或坐位，两手自然放于丹田穴部位（小腹部）。第1拍，吸气，两肩缓慢上抬至最大程度；第2拍，呼气，两肩逐步放松，争取肩部尽量下垂，在呼气末用手按腹部，帮助残气排出。反复进行。

（3）扩胸：扩张胸廓，松弛胸廓肌肉。首式：取站或坐位，两手在腰后交叉握住。第1拍，吸气，尽量将两肩后伸，保持数秒，但不可以憋气；第2拍，呼气，回位，肌肉放松。反复进行。

（4）缩肺：压缩胸廓下部，促

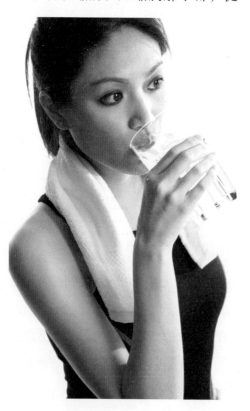

进肺部残气排出。首式：取站或坐位，屈肘，两手掌心置于胸廓的软肋部。第1拍，吸气，将气尽量吸入腹部（气沉丹田穴）；第2拍，呼气，两手缓缓压迫软肋部，帮助残气排出。反复进行。

（5）压腹：促进肺部残余气体的排出。首式：取坐位，左手掌心置于上腹，右手叠加在左手上。第1拍，吸气，将气尽量吸入腹部，两手微微施加阻力，随吸气要感受到手在抬起；第2拍，呼气，腰慢慢前屈，最后在呼吸末将胸部尽量靠近膝关节，两手自然压紧上腹部，促进横膈上抬，排出残气；第3拍，吸气，用手按腹部，进一步促进残气排出。

（6）丹田穴按摩：促进全身放松，作为全套运动的结束。取站或坐位，两手置于小腹部，左手在下，右手在上。两手给腹部稍施加压力，向右旋转18圈，然后再向左旋转18圈。按摩时呼吸保持匀称，手掌与腹部保持紧密接触，使皮下组织移动，而皮肤与手掌之间没有移动，即肉动皮不动。按摩时，注意将意念集中在丹田穴部位，全身肌肉均尽量放松。

3 疗法三

运动可以诱发哮喘，特别是突然

的、高强度的运动。但运动也可治疗哮喘，关键在于运动方法的选择和运动过程的控制。耐力运动训练是提高患者体质和运动能力、防止哮喘发作的重要方法。一般选择比较缓和的运动，如步行、骑车、打门球、乒乓球等。锻炼时特别注意运动强度不要过分，要有充分的准备和结束活动，避免诱发哮喘。运动后可有轻度疲劳感，运动后第2天患者应感觉舒适。每次运动锻炼的时间不宜过长，以 10 ~ 20分钟为宜。如果希望延长运动时间，可以适当休息后再运动。不要进行跑步、跳绳之类的剧烈运动。如果速度控制得非常缓慢，也可以爬山，但是不可以在运动中出现明显气喘，必要时可多次休息。运动诱发哮喘的患者可以在监护条件下，进行小强度的运动训练，使其逐步适应运动刺激。最终多数患者可以进行一定的运动而不导致哮喘发作。

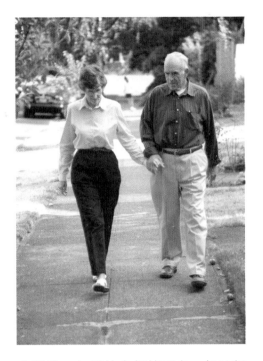

④ 疗法四

哮喘与肥胖有关。最新的研究表明，肥胖的哮喘患者通过运动和饮食控制进行减肥，可以改善肺功能，控制病情，减少并发症，改善生活质量。减肥的关键在于进食和消耗的平衡关系。步行 10 千米可以燃烧大约 100

克脂肪。如果饮食保持不变，每日行走 5 千米（大约 60 分钟），每个月可以消耗 1.5 千克脂肪。减肥的关键在于长期坚持。如果按照上述的方法坚持 1 年，就可以减去 18 千克体重。

爱心提醒

　　任何减肥措施都需要持之以恒，不能半途而废。比如游泳，游泳时不仅要消耗能量或脂肪，比较低的水温也会增加机体的能量消耗，起到减肥的作用。此外，游泳时由于水的浮力，关节不承受压力，对于有骨关节损害的患者无疑是最合适的锻炼方式。哮喘患者游泳之前要先进行充分的准备活动，让皮肤和关节逐步适应较冷的水，避免诱发哮喘。

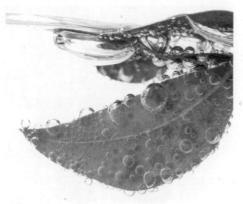

肺 心 病

肺心病是慢性肺源性心脏病的简称。肺心病是由于肺组织和肺血管慢性病变使肺循环阻力增加，造成右心室肥厚、扩大，最后发展到右心室功能不全的一种疾病。患者稍一活动就气喘，丧失活动能力，生活不能自理，甚至发生缺氧、头痛、紫绀等。

运动康复疗法

1 疗法一

仰卧或右侧位卧，全身放松，做深呼吸运动，吸气时腹部尽量鼓起，呼气时发"嘘"音，腹部收瘪，尽量呼出肺部残气，呼吸7次后，改为自然的鼻吸口呼。每次做10～15分钟，每日做3次。

2 疗法二

取站式或坐式，在空气清新处（最好在杨树下）锻炼，但是要注意保暖，不要受凉，全身放松，自然呼吸。吸气时意想肺叶尽量扩张，呼气时意想病气循肺经由大拇指排出。每次练功20分钟，每日练2次。

健康早知道

老年人得肺心病的发病率和死亡率都比较高，应当积极防治。

绝大多数肺心病患者都是由慢性支气管炎、阻塞性肺气肿发展而成的。

肺心病与老年动脉硬化性心脏病和风湿性心脏病不同，它本身并没有原发病变，所以如能控制住呼吸道感染、祛痰和平喘，改善肺的呼吸功能，早期肺心病是完全可以治好的。中晚期的肺心病患者，只要注意控制心力衰竭，预防和控制肺部感染，戒烟，适当加强锻炼，也可以提高治愈率。

总之，只要积极预防和治疗慢性支气管炎和肺气肿，适当加强锻炼，肺心病即可治好。

肺 脓 肿

肺脓肿，中医叫"肺痈"，是由多种化脓菌混合感染引起的肺实质化脓性炎症。如葡萄球菌、肺炎双球菌、链球菌、梭状杆菌等，继而有坏死、液化、脓液经气管排出以后出现有液平面之空洞。临床开始有发冷、发热、咳嗽，吐痰腥臭、带血、有的像烂肉，胸痛，严重的可出现呼吸困难、面色青紫等。

运动康复疗法

1 疗法一

人体得病是由于正气衰弱，邪气趁虚而入导致的。气功则是通过思维信息、语言信息等方式来增补元气，排除病邪，使人体恢复正常。

站、坐、卧三种姿势均可，全身放松，呼吸自然，微闭两眼，摒除杂念，进入安静状态。双手相合搓热，手掌在前胸、后背轻轻拍打，并由意念疏通胸背部经络，由胸至腹，由上至下，由左至右再由右至左反复拍打，全身放松再入静片刻，先默想一束太阳光自头顶百会穴进入，沿头颅内旋转，清洗头部，然后经颈部进入前胸，将肺部的病气清洗干净，通过小腹向下自两脚心涌泉穴排出体外，反复排10～20次，每次1～2分钟。

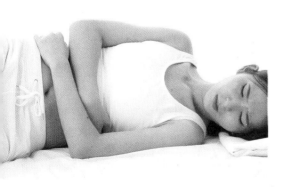

2 疗法二

根据"全息律"的理论，手是人体血分反应的缩影，手指、手掌与内脏、四肢通过经络密切相通，因此脏腑四肢有病，手指手掌上的血分是会有反应的。气功掌刮痧是通过发功器气化的专门刮痧，比水牛角等刮痧的效果更为显著。

气功掌刮痧步骤：

先刮脊柱督脉，因为人的背部是一个大信息库，神经、经络、穴位、血脉、脊髓、皮肉、筋膜、脏腑盛衰荣枯、气血运行转换、思维传导辐射等信息都在背部有反映，背部是最大接收器和感应器。所以开始先从颈椎刮到尾骨，这是人体之督脉，刮完督脉再刮脊柱旁开1.5寸之膀胱经，足太阳膀胱经在背部两侧上脏腑俞穴很多：如肺俞、心俞、肝俞、胆俞、脾俞、胃俞、肾俞等穴位。

刮拭背部经络穴位产生神经反射，一可疏经活络，平衡气血；二可使背部俞穴肌肉松弛，毛孔散开，排出病邪。刮拭脊柱刺激脊神经可提高免疫功能，增强机体抗病能力。刮完背部再刮胸部肺区。刮背部要由上往下刮，刮胸部要由内向外刮，即由胸中间往两肋刮。最后刮两掌心。

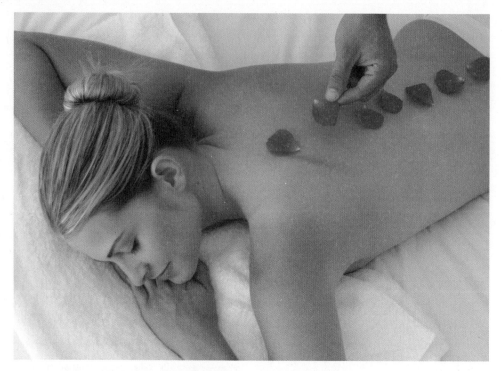

刮拭前，在被刮部位涂抹活血解毒油。除毛发处外，其余部位均需一边涂油一边刮拭。

刮拭时手持气功掌，铜半月板刮凸面，要向一个方向刮拭（不可往返刮拭），按血液循环方向由上而下、由内而外顺次刮拭，刮时用力要均匀适中。在同一经脉上得刮至斑点（痧）出现后再刮拭其他部位。

刮拭十几下后，在穴位范围或经络线上，凡有病源之处，皮肤表面呈现青红或紫红斑点，病重则呈现青黑紫块，并有痛感。无病痛之处，则无反应。

每次刮拭时，根据患者体质状况，因人而异，先轻后重，刮拭时间宜长不宜短。治疗一般以15分钟为宜，补刮时间不限。补刮时：用力要

爱心提醒

刮痧注意事项：

1. 每次刮拭完后，喝一杯温开水，可加强新陈代谢，效果较好。

2. 在刮拭当中，不要在有风的地方或对着电扇刮，刮后不要立即洗冷水澡。

3. 刮拭时不要将皮肤刮破，防止感染。

4. 每次刮拭完要用纸将皮肤上涂的油擦净，并用酒精棉消毒气功掌、铜半月板。

小（轻），刮的速度要慢。泄刮不得超过15分钟。泄刮时：用力要大（重），刮的速度要快。

3 疗法三

平坐于椅子上，两脚分开与肩同宽，大腿与小腿呈90°，身体正直，背不后靠，下颌微收，两手放大腿上，两眼微闭，全身放松。意想两乳之间的膻中穴，久观此穴，可调理肺脏，贯通阴阳。每次意想30分钟，每日早晚各做1次。

专家发言

首先应注意饮食起居、精神情志等因素，患者在治疗前要树立治疗信心，要坚信病非本身素有之物，能来即能除，坚定信心，医患配合，定能战胜病魔。平时应注意预防感冒、戒烟酒、少吃鱼虾等，加强户外活动，多做轻微的体育锻炼，增强免疫力，提高身体素质。

肺 癌

肺癌是最常见的恶性肿瘤。近年来肺癌的发病率逐年上升，尤其是工业发达地区和城市，肺癌的发病率明显升高，肺癌患者大部分起源于支气管黏膜或腺体之上皮，早期症状不明显，晚期和发生转移后症状复杂，患者多为40岁以上的男性，近年男女两性在发病上的差别已缩小。

运动康复疗法

1 疗法一

站、坐、卧三种姿势均可，全身放松，呼吸自然，微闭两眼，摒除杂念，进入入静状态，双手互相搓热，用手掌在前胸、后背轻轻拍打，并以意念疏通胸背部经络，由胸至腹、由上至下、由左至右再由右至左，反复拍打，全身放松再入静片刻，先默想一束太阳光自头顶百会穴进入，沿头颅内旋转，清洗头部，然后经颈部进入前胸，将肺部的病气彻底清洗干净。通过小腹向下自两足心涌泉穴排出体外，可反复排10～20次，每次1～2分钟。

2 疗法二

坐式、卧式均可。解开衣服，先刮后背正中脊椎部位，由颈椎往下直

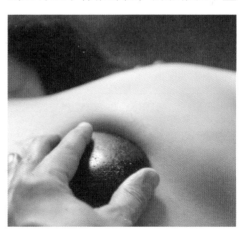

刮至尾骨；再刮脊椎旁开 1.5 寸处的膀胱经，自肩胛内侧刮至腰部；脊椎两侧膀胱经都要刮。背部膀胱经两侧脏腑俞穴较多，如：肺俞、心俞、肝俞、肾俞等穴位。刮拭经脉穴位，产生神经反射，可疏经活络，平衡气血，放松肌肉，排出病邪。经常刮脊柱刺激脊神经，可提高免疫功能，增强机体抗病能力。

3 疗法三

从颈下刮至中脘，由上往下刮，再从中间往两边刮至两肋，然后用气功掌在胸部沿顺时针方向刮 3 ~ 5 分钟，再把气功掌背贴在肿瘤上，配合意念用手向外抓十几次气摔掉，边摔边想肿瘤缩小消失，再以肿瘤为中心向四周刮拭，意想肿瘤脱落、缩小、消失。最后再轻刮肿瘤部位，意想肿瘤消失。

刮痧前在被刮部位涂抹活血解毒油，除毛发部位外，其余部位均需一边涂油一边刮拭。

刮拭时手持气功掌，用铜半月板刮凸面，要向一个方向刮拭（不可往返刮拭），按血液循环方向由内而外、由上而下顺次刮拭，舒经活络。刮时用力要均匀适中。在同一经脉上要刮至斑点（痧）出现后再刮拭其他部位。

刮拭十几下后，在穴位范围或经络线上的病源处，皮肤表面呈现浅红或紫红色斑点，病重之处则呈现青黑紫块，并有痛感。无病痛之处则无反应。

每次刮拭时，根据患者身体状况，因人而异，先轻后重，治疗以 15 分钟为宜。

专家发言

1. 肺癌患者多有长期吸烟史，而烟草中含有苯并芘等多种致癌物质。

2. 呼吸道长期受到慢性刺激，如吸入放射性气体、矿石粉尘、石棉尘、煤烟尘、内燃机废气，易患肺癌。

3. 慢性呼吸道疾病，如慢性支气管炎及肺炎或瘢痕组织恶性病变可能引起肺癌，如慢性支气管炎患者的肺癌发病率比未患慢性支气管炎者高。

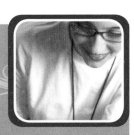

在人体各个系统中，消化系统是最早发生慢性病的系统。因为消化第一大关是胃，接着是肠道，倘若这两者出现问题，就会引发其他系统功能的衰退或病变，如出现慢性胃炎、慢性肠胃病、胆囊炎、肝硬化、慢性肝炎、慢性肾炎、便秘等。

消化系统疾病

慢性胃炎

慢性胃炎，是以胃黏膜的慢性炎症为主要病理变化的慢性胃病，病变可局限于胃的一部分，也可弥漫到整个胃部，临床常有胃酸减少、食欲下降、上腹不适和疼痛、消化不良等。

慢性胃炎按病理特点可分为浅表性、萎缩性两类。两者均可以单独存在，但也常见浅表性胃炎与萎缩性胃炎同时并存，所以也可称为浅表性萎缩性胃炎，但多以萎缩性胃炎为主。从病理学方面看，两者没有相似之处，但浅表性胃炎可转变为萎缩性胃炎，故一般认为浅表性胃炎是萎缩性胃炎的前期病变，而萎缩性胃炎是胃癌的前期病变。

慢性胃炎是老年人的常见病。据胃镜检查统计，50～60岁的发病率占50%以上，70岁以上者发病率占70%以上。

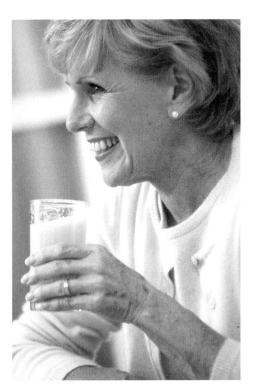

运动康复疗法

1 疗法一

平坐于椅子上，或两脚开立，两脚距离与肩同宽，两手掌相互摩擦至发热，两掌心对正胃部，距离胸部约10厘米，十个脚趾同时抓地，每次做10分钟。

109

2 疗法二

坐在沙发或椅子上，全身放松，点燃艾卷，灸脚底食伤名穴，每次20分钟，每日灸2次。食伤名穴位于两足底趾侧缘，第2跖趾关节处。

3 疗法三

两脚开立，与肩同宽，全身放松。右手抬至胸前，距离胸部约10厘米，掌心向内，指尖向右，合谷穴张开平放，右手无名指、小指、大拇指回曲，示指、中指伸直，指尖朝下，沿大拇指尖、合谷穴、示指划弧，指尖距左手合谷穴5厘米，划108圈。然后再将右手抬至胸前，距离胸部约10厘米，掌心向内，指尖向左，合谷穴张开平放，左手伸直，指尖朝下，沿右手大拇指尖、合谷穴、示指划弧，划108圈。

爱心提醒

老年人发病率高的原因是多方面的，如：长期饮酒吸烟对胃黏膜的损伤；肝、胆疾病导致十二指肠液反流到胃，刺激胃黏膜；心肾功能障碍，胃黏膜血流量的改变，使胃黏膜更新减慢，从而造成胃黏膜炎症和萎缩。

慢性胃炎一般可表现为食欲减退、上腹部有饱胀憋闷感及疼痛感、恶心、嗳气、消瘦、腹泻等。

慢性肠胃病

运动康复疗法

1 医疗体操

疗法一：

（1）首式：仰卧，两腿伸直，两臂垂放于身体两侧，注视上方。

（2）左腿屈膝抬起，大腿尽量贴近腹部。

（3）左小腿伸直上举，绷直脚尖。

（4）左腿屈膝使小腿垂落。

（5）左腿伸直下落，还原成仰卧位。

（6）仰卧伸举右腿。其动作要求同伸举左腿。

（7）仰卧伸举左、右腿交替练习，各做6～8次。

疗法二：

（1）首式：仰卧，两腿伸直并拢，两臂贴耳伸直，注视上方。

（2）上身抬起成坐式，两臂伸直上举，掌心向前，注视前方。

（3）上身向前下方俯靠，两手尽量抓贴两脚尖，注视两手。

（4）上身抬起，两臂伸直上举，掌心向前，注视前方。

（5）上身后倒，还原成首式，注视上方。

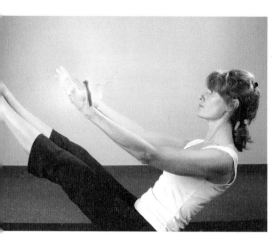

（6）做仰卧起坐 6 ~ 8 次。

疗法三：

（1）首式：端坐于椅子上，两臂垂于身体两侧，注视前方。

（2）左腿屈膝提起，双手抱膝，使大腿尽量贴腹，同时深吸气。

（3）左腿、双手下落，还原成首式。

（4）右腿屈膝提起，双手抱膝，使大腿尽量贴腹，同时深吸气。

（5）右腿、双手下落，还原成首式。

（6）重复做抱左腿、右腿及呼吸动作 8 ~ 16 次。

疗法四：

（1）首式：并步直立，两臂垂于身体两侧，注视前方。

（2）左脚向左开步，宽与肩同；两臂侧平举，掌心向下。

（3）上身前俯稍左扭，右臂下摆，以右手指尖触摸左脚面；同时左臂向上挥摆，注视左脚。

（4）上身右扭转。左臂下摆，以左手指尖触摸右脚面；同时右臂向上挥摆，注视右脚。

（5）上身直起，两臂下垂，左脚收回还原成首式。

（6）右脚向右开步，双手侧平举，然后前俯身，先以左手指尖触摸右脚面，再以右手指尖触摸左脚面，然后上身直起还原。

（7）左、右脚开步，俯身触摸脚面，各做6~8次。

2 回春功

首式：全身直立，双脚分开与肩同宽，双手下垂大腿两侧，全身放松入静。

起势：深吸气，用鼻吸气时，脚跟微微提起，胸部伸展，小腹鼓起；用口呼气时，小腹微收，两膝顺势微屈，脚后跟落地。连续呼吸 16 次。

疗法一：

全身放松，上身正直，两手下垂，膝微屈，然后使整个身体随着膝的上下弹性抖动，带到双乳、肩、颈关节、各处肌肉（阴囊）一起抖动，约抖动 160 余次，时间不少于 1 分钟。慢慢减速，缓缓收功。

疗法二：

手脚位置同前，身体重心移在前脚掌上，双膝微屈，全身放松。两肩交替移动：肩向前、向上、向后、向下完成一圈，左右两肩交替移动共16次。不可用力过猛，宜柔和缓慢舒适，初练转小圈，逐渐加为大圈。

禁宜事项：

（1）运动治疗肠胃病，应以医疗体操、气功、腹部按摩为主，持之以恒，定能生效。

（2）保持有规律的生活，保证充足的睡眠，注意控制忧愁、多虑的情绪。

（3）采用体育疗法时，应积极配合药物治疗和物理治疗。

（4）平时不可吃得过饱，尽量少吃油腻食物。应选用营养丰富、易于消化的食物。

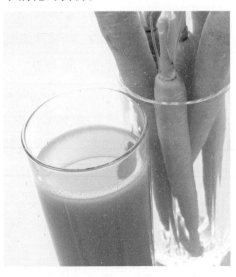

胆囊炎

胆囊炎多发病于成年人。病因常和细菌感染及胆石症有关。

胆囊壁可因为炎症而导致充血、水肿、黏膜溃疡、积液等不同程度的病变，可以发展成胆囊壁坏死、穿孔、胆囊周围脓肿及严重的腹膜炎并发症。

胆囊炎分为急慢性两种。

急性胆囊炎发病时，右季肋部和上腹中部发生持续性疼痛。一般情况疼痛逐渐加重，但也有在起病之初疼痛就很剧烈，并呈阵发性加重，常伴有恶心和呕吐。如有胆石阻塞胆囊颈部时，疼痛更加剧烈，并呈阵发性加重，疼痛常放射至右肩胛区，此为肝胆系统疾病疼痛的特点。右上腹有压痛，尤以胆囊处最为明显，局部有时可摸到肿大的胆囊，有显著触痛。以拇指放于患者右肋缘下深处，随即叫患者做深吸气，当发炎胆囊随吸气下降而与深压的手指相接触时，则患者突感剧痛而立即中止吸气。这一征象称为墨菲（Murphy）征阳性，可确诊是否为急性胆囊炎。如炎症扩展到胆囊周围时，局部触痛会更明显。

一般情况下，急性胆囊炎患者的体温可逐渐升高至39℃左右。

慢性胆囊炎常是急性胆囊炎的后

遗症，或是由胆囊内结石的长期慢性刺激引起。患者常有消化不良、胃胀和嗳气等症状，胆囊部位可有轻微触痛。急性发作时可有急性胆囊炎症状。

运动康复疗法

1 疗法一

开脚站立，两脚距离与肩同宽，两臂松垂，掌心贴近股骨外侧，头顶正直，舌抵上颚，体重平均在两脚，摒除杂念，放松身心。两掌心互相摩搓 2 分钟。两掌心照患处，距离身体 5 ～ 10 厘米，每次照 10 ～ 20 分钟。

2 疗法二

开脚站立，两脚距离与肩同宽，两臂松垂，掌心贴近股骨外侧，头顶正直，舌抵上颚，体重平均在两脚，摒除杂念，放松身心。两眼平视，两手掌转至两大腿前面，含胸实腹，屈膝蹲身，沉臀部，头向前微低，两掌心摸到膝盖为止。身体慢慢直立，挺胸仰头，脊椎向后弯。蹲身摸到膝盖低头，直身挺胸仰头为 1 次，每回做 36 次，每日早晚各做 1 回。

肝 硬 化

肝硬化一般分为门脉性和阻塞性两种，前者比较常见。

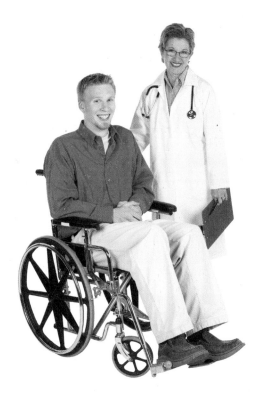

门脉性肝硬化是肝的一种慢性、变质性和破坏性的病变，各个肝细胞大致呈现同等程度的病变，伴以活动性的补偿变化和结缔组织的增生与收缩。

肝硬化主要是由感染和代谢性障碍所致。感染中以血吸虫病和传染性肝炎最为重要，疟疾次之；代谢性障碍，主要是指缺乏蛋白质和维生素。长期饮酒的人，酒喝得多，其他食物吃得少，缺乏蛋白质和维生素，易导致肝脂肪病变，进而发展成肝硬化。

肝硬化多发于男性，女性患者较少。年龄以 30 ～ 50 岁为多。一般可

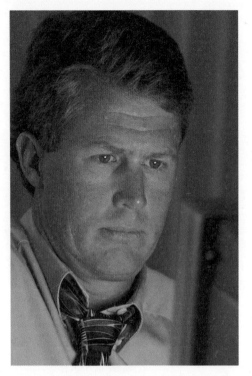

以分为3期：腹水前期，腹水期，恶病质期。

早期患者有食欲不振、嗳气、口臭、恶心、呕吐、低热、腹胀、便秘和腹泻等症状，这是由于胃肠道分泌与吸收功能紊乱所致。以后随着病情的进展，易引起门静脉高压。门静脉高压有3个典型症状：腹水、侧支循环、脾大。侧支循环可引起食管静脉曲张和破裂，患者可出现呕血和黑便。

大约在起病3～5年才进入腹水期。腹水表示肝功能严重不全。到恶病质期，患者表现得衰弱、消瘦、疲倦、面孔消瘦、眼球下凹、颧骨凸出和营养不良。最后可发生肝昏迷，此时患者烦躁不安，双手震颤，面色苍白，出汗发绀，逐渐转入昏睡、惊厥和昏迷。

运动康复疗法

放松入静功。站、坐、卧均可练功，如身体情况允许站着练功效果最好，患者要长期坚持锻炼，决不可练练停停。

（1）站式：开脚站立，两脚距离与肩同宽，两臂松垂，掌心贴近股骨外侧；头顶正直，舌抵上颚，体重平均在两脚，摒除杂念，放松身心，轻闭两眼。

（2）坐式：平坐于椅子前半部，两脚分开与肩同宽，大腿与小腿呈90°。身体正直，下颌微收，全身放松，两掌扶在两大腿上，轻闭两眼。

（3）卧式：仰卧，头枕在高低适度的枕头上，两脚与肩同宽，两手放身体两侧大腿旁边，掌心朝下。如仰卧不舒服也可侧卧，以舒适为度，轻闭两眼。

运动指导：

意想头顶放松，前额、两眼、鼻子、两耳、两颊、下颌、喉咙、两肩、两大臂、两前臂、两手掌、前胸、两乳、肚脐、小腹、会阴部、两大腿前面、两小腿前面、脚面、脚趾逐次放松。

再意想后头顶放松，后颈部、后

背、后腰、臀部、大腿后面、小腿后面、足跟、脚心逐次放松。

做7次深呼吸，吸气时意想命门穴，呼气时意想肚脐，气由肚脐经气冲穴、两腿、涌泉穴排入地下。每次入静站立30分钟，每日早晚各练1次。

慢性肝炎

肝炎的急性期、慢性肝炎的活动期，应卧床休息，以此增加内脏尤其是肝脏的血液循环。实验证明，卧床时出入肝脏的血流量比站立时至少多40%，这样有利于肝脏的恢复。但当症状缓解，黄疸消退，病情进入恢复期时，要"动静结合"，可以散步、做操、做些家务等，以活动后不疲劳，微微出汗为标准。要循序渐进地增加运动量，运动可增加食欲，使人精神饱满、心情舒畅，有利于肝脏的恢复。

运动疗法对肝炎患者的作用有：促进大脑清醒，思维敏捷；促进血液循环，改善心脏功能，减轻心脏的负担；改善呼吸系统功能；促进骨骼、肌肉的生长发育，及时排除代谢物；调节心理，使人充满活力；提高人体对外界环境的适应能力；增强机体免疫能力，提高对疾病的抵抗力。

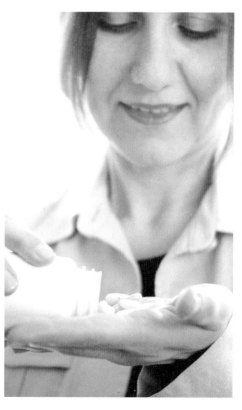

运动康复疗法

1 卧位训练

疗法一：

仰卧，两腿伸直。首先左脚或右脚脚趾用力弯曲，脚背绷直，脚弓内收，五趾并拢；然后脚趾松开，伸展。两脚交替重复 10 ~ 20 次。

疗法二：

姿势同上，脚后跟固定，踝部放松。以右踝关节为轴，先顺时针方向转动，再逆时针方向转动。两踝交替重复 10 ~ 20 次。

疗法三：

俯卧，身体伸直，头侧转。首先一膝关节屈曲使小腿尽量靠近大腿后部，然后伸直还原。两腿交替重复 10 次。

疗法四：

左侧卧，右臂放于胸前，左臂放于头下。首先左腿自然弯曲平放，右腿伸直上抬；然后以髋关节为轴，小腿带动大腿先顺时针方向，再逆时针方向进行绕环。两腿交替重复 5 ~ 10 次。

疗法五：

仰卧，两臂放于身体两侧。首先腹部收起，左侧屈膝抬腿使大腿靠近胸部；然后做踢腿动作，双侧交替重复 5 ~ 10 次。

疗法六：

仰卧。首先两腿并拢屈膝，然后尽量向一侧倒，带动腰部扭动。左右交替进行，每侧 5 次。

疗法七：

仰卧。首先两足不离床，以髋部来带动两腿，同时向左右两侧伸展，动作要缓慢，然后还原。重复 5 次。

伸展转体训练：仰卧，身体伸直，两腿并拢，两臂放于体侧。首先一臂侧上举，同时身体随之向对侧转体使侧上肢伸直向下伸，后还原。双侧交替重复 5 次。

运动指导：

遵循循序渐进的原则，运动量的大小要视年龄、体质而定，以身体微微发热出汗，有轻松、舒适之感为宜。

2 坐位训练

疗法一：

两腿稍分开，端坐椅上，两臂自然下垂。首先上身伸直，做 1 次深吸气，再紧腰收腹，保持这种姿势 2 ~ 3 秒，然后还原。重复 4 ~ 8 次。

疗法二：

自然端坐椅上（不靠椅背），心情愉快，安静。首先睁眼，将头自左向右转动，边转头边吸气；然后当头转至 90° 时，深长呼气。双侧交替重复 10 ~ 20 次。

疗法三：

端坐，两手放在膝上。首先两眼慢速向上看，吸气；再两眼向下看，呼气。然后两眼慢速向左看，吸气；两眼向右看，呼气。最后两眼由左向右旋转，吸气；两眼由右向左旋转，呼气。重复 10 ~ 20 次。

疗法四：

端坐。两掌相擦 8 ~ 10 次，擦左右手背各 4 次。

疗法五：

姿势同上。首先上身伸直，屈肘举臂；然后两肩用力后拉，使背肌紧缩，肩胛骨靠拢，保持此姿势 4 ~ 6 秒后还原。重复 4 ~ 8 次。

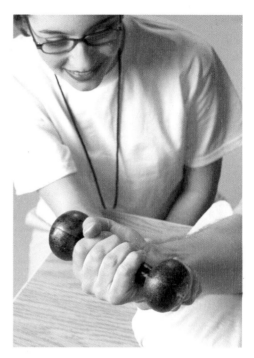

踝环绕训练：端坐，两手放在腿上。吸气时提脚后跟，呼气时落脚后跟复位，交替进行 20 次，然后左右脚尖交换着地，各绕踝 20 圈。

3 站位训练

疗法一：

两足分开同肩宽站立，两臂自然下垂。首先吸气时向上提起双脚后跟，同时上抬两臂，然后呼气时落下脚后跟，两臂复原。注意吸气要缓慢，呼气要自然。

疗法二：

两脚分开同肩宽站立，身体放松，稍屈膝。首先双手在胸前呈抱球状，做深长的慢吸气；然后缓缓呼气。

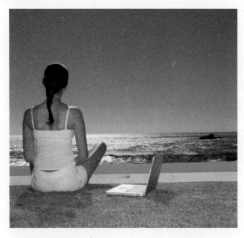

疗法三：

两脚分开相距约 30 厘米站立，两臂稍前移，吸气；吸满气后缓缓下蹲，呼气；下蹲到一定程度后再缓缓起立，吸气。

禁宜事项：

（1）运动注意事项：不宜做剧烈的腹部运动，如仰卧起坐等，以免引起不适；每次运动时间不要过长，应在疲劳出现前停止运动；不要在饭后 1 小时内或空腹进行运动；肝炎的活动期不宜运动，应卧床休息；以小强度训练为主，循序渐进。

（2）各个时期肝炎患者的休息与运动

患急性肝炎期间，休息原则应以"静"为主。一般来说，医生多主张卧床休息一段时间。这样可以减轻体力的消耗，还可以增加肝脏的血流量。休息得越好，病情也就好转得越快、越彻底。如果患者开始有黄疸的症状，等到黄疸消退，症状也明显好转以后，每天可以起床活动一两个小时，但是要以患者不感觉到疲劳为限度。以后，随着病情逐渐好转，活动量逐渐增加的时候，也要掌握不要疲劳这个度。不过，吃饭以后，还是要卧床休息一两个小时。

慢性肝炎活动期，休息原则也要以"静"为主，但不一定要一直卧床，可循序渐进地进行一些轻微活动。

有肝硬化及食管静脉曲张的患者不应进行使腹压增加的活动或运动项目。

慢性肾炎

实践证明，少活动，在减少肾脏代谢负担的同时，也带来了人体功能的衰退，主要表现为心脏功能减退、心排血量减低、心率和血压不稳定、肺活量减少、吸氧量降低、消化功能减退、影响营养的吸收、肌肉也变得软弱无力。因此，慢性肾炎患者在缓解期应做适量的运动，运动时应该做到：

（1）饭后 2 小时内不宜运动。

（2）天气过热时应停止锻炼，以免因出汗而脱水，使肾功能恶化。

（3）每次运动后不应有疲劳感，也不应影响食欲和睡眠。

（4）定期到医院检查血压、血氮质及血脂，如未升高，表明运动量适合，否则应减量。

运动康复疗法

慢性肾炎患者在缓解期可进行适量以耐力为主的运动，以防止体能衰退，改善免疫功能。适量耐力运动有定量步行、健身慢跑、太极拳、太极剑、健身舞蹈、广播体操等项目。运动强度以轻度为好，身体条件较好的可采取中度偏小的运动强度，即运动时的心率以每分钟110次为宜，运动时间应控制在 20 ~ 30 分钟。

慢性肾炎患者运动前应做 5 ~ 10 分钟准备活动。运动可以有两种方式：一是持续性运动，如以慢跑为例，当活动后心率达到每分钟 105 ~ 110 次时，持续进行 10 ~ 15 分钟即可；另一种是间断性运动，可选 2 ~ 3 个项目为一组，例如既练慢跑，又练拉力器或打太极拳，每一项练

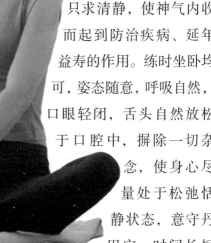

3 ~ 5 分钟，中间休息 2 ~ 3 分钟，总时间不宜超过 20 分钟。整理活动约 5 分钟，可选择散步、自我按摩或做放松体操。

可进行耐力运动和适量的肌力锻炼。耐力运动有：走路、健身慢跑、太极拳、气功（动功），各种健身操以及中等强度的羽毛球或乒乓球活动等。肌力锻炼有：持轻物（1 ~ 2.5 千克），做健身操，每次做 1 ~ 2 套，每日做 2 ~ 3 次。也可做拉力器练习，根据自己的体力由少到多，逐渐增加根数和次数。

建议慢性肾炎患者每日坚持练气功，根据长期实验和临床观察，静虚功对慢性虚弱性疾病有较好的效果，现介绍如下：

本功是一种静功自我疗法，不强求意守存想，只求清静，使神气内收而起到防治疾病、延年益寿的作用。练时坐卧均可，姿态随意，呼吸自然，口眼轻闭，舌头自然放松于口腔中，摒除一切杂念，使身心尽量处于松弛恬静状态，意守丹田穴，时间长短

不限，可见缝插针，随时操练。初时如难以放松入静，不必焦躁，持之以恒，会逐步进入深静状态。

慢性肾炎患者适合的运动强度应该是中等偏小，即运动的心率达到每分钟110次，运动时间应控制在20～30分钟。

可每日练习1次，每次运动包括准备运动、训练活动和整理活动。其中，准备活动约5～10分钟，可做广播体操或能活动开身体的几节健身操。训练活动可以有两种方式：一种是持续训练法，如以健身慢跑为例，当活动后心率达到105～110次/分钟时，持续进行10～15分钟即可；另一种是间断训练法，可选2～3个项目为一组，例如既练慢跑，又练拉

力器或太极拳，每一项练习3～5分钟后，休息2～3分钟，然后进行第2项或休息后再进行第3项，总时间不宜超过20分钟。

便 秘

老年人和主要从事脑力劳动的人，粪便在结肠内运转时间延长，容易引起便秘。老年人对直肠内粪块的感觉减弱，忽视排便，或者因为身体较弱，腹肌运动较差，排便时无力。饮食单调，吃含纤维素的蔬菜少，饮水少又不爱吃水果而使肠内粪便质量变硬，引起便秘。有些人因患痔疮、肛裂等排便时疼痛而不敢排便，久之，直肠对大便的反应迟缓造成排便

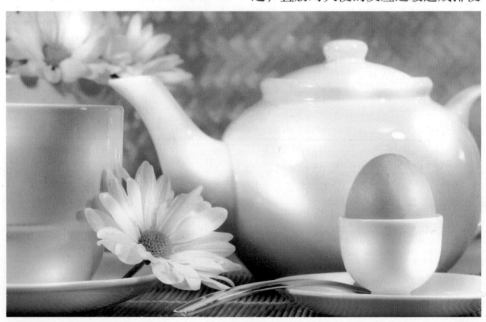

困难。患结肠肿瘤，特别是左半侧结肠癌，为便秘的常见原因。药物如铁剂、可待因、氢氧化铝、土霉素等均可引起便秘。精神紧张、焦虑、抑郁等也可引起便秘。

运动康复疗法

1 疗法一

开脚站立，两臂自然下垂，两掌心贴近股骨外侧，中指指尖紧贴风市穴；头顶正直，舌抵上颚，体重平均在两脚，摒除杂念，放松身心。两眼平远视，两臂侧平上举45°，意想大拇指与示指分开，以中指为轴，大拇指与示指向后翻转至最大限度。然后放松，两掌自然返回，连续翻转20分钟，每日早晚各练1次。

2 疗法二

开脚站立，男左手捂在肚脐上，右手内劳宫穴紧贴左手外劳宫穴；女右手捂在肚脐上，左手内劳宫穴紧贴右手外劳宫穴。两手绕肚脐按顺时针方向旋转，旋转时要慢。意想腹内肌肉及肠子随手旋转的方向转动，转108圈。每日早晚各做1次，可促使腹肌及大肠蠕动，缓解便秘。

3 疗法三

年老体弱不能站立练功者，可坐着用两手食指肚由两眼角睛明穴沿鼻两侧向下，按至迎香穴，按时意想小腹及肛门，每次按108下。每日早晚各做1次。

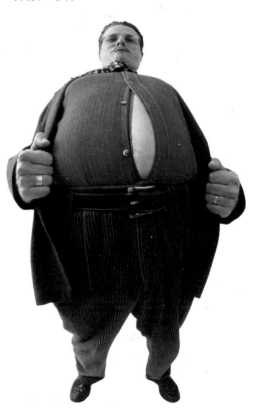

爱心提醒

经常便秘的人，危害严重。中年以上的知识分子，往往因为活动量小，患有高血压、脑血管硬化、冠心病、心肌梗死、慢性支气管炎或肺气肿等。由于便秘必须用力排便，可使血压增高，脑血管发生意外，诱发心绞痛或猝死。因此便秘患者应抓紧治疗，防止引起严重病变。

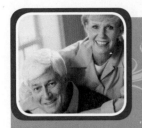

循环系统疾病

循环系统包括心脏、动脉、静脉、血液系统等。如果循环系统受到损伤、破坏，人体就会出现高血压、冠心病、心律失常、风湿性心瓣膜病、心脏病等疾病，这类病症大部分属于慢性病，病程长、治疗效果缓慢，需要患者拥有极大的耐心和恒心。

高血压

高血压患者要注意以下宜忌事项：

适应证：

（1）轻度和中度高血压患者，可以采取运动疗法。

（2）重度高血压患者，待血压控制至理想水平，心、脑和肾等重要器官情况稳定时，可以采取运动疗法。但应按受损害的器官来制订相应的运动康复疗法，如合并冠心病，则应按冠心病的运动康复疗法进行运动治疗。

禁忌证：

（1）高血压患者的血压没有得到控制或超过24.7/14.0千帕（185/105毫米汞柱）。

（2）未得到控制的重度高血压或急进性高血压病。

（3）高血压合并心力衰竭、不稳定性心绞痛、视网膜出血和严重心律失常。

注意事项：

（1）进行运动监测。高血压患者在开始参加运动或增加运动强度时，应在运动前、后测血压。合并冠心病的患者应按冠心病的运动方案进行有心电图、血压监测的运动，详见本书冠心病运动疗法相关内容。

（2）安排运动试验。轻度高血压、又无高血压危险因素的患者，在

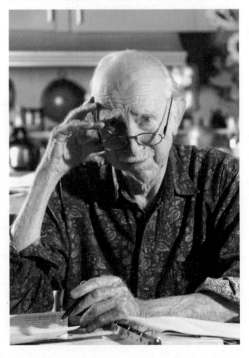

参加低强度运动前可不做运动试验。对年龄超过 40 岁并伴有冠心病的高血压患者，在参加运动疗法前应进行运动试验，目的是为了确定患者的运动强度是安全有效的。

（3）注意降压药对运动产生的影响。在参加运动时，应了解所使用的降压药的种类及其可能引起的生理反应。

（4）坚持运动。运动训练产生的降压效果，一般在训练后 2 周出现，达到较显著的降压效果需要 4 ~ 6 周。如果停止运动，运动疗法产生的降压效果可能在 2 周内完全消失。

运动康复疗法

1 高血压运动疗法的程序

（1）确定高血压患者的血压水平

测量参加运动疗法的高血压患者的血压。经不同日、多次测血压，收缩压在 18.7 ~ 24 千帕（即 140 ~ 179 毫米汞柱）之间或舒张压在 12 ~ 13.3 千帕（即 90 ~ 109 毫米汞柱）之间，即轻度、中度高血压患者。

（2）评估参加者是否伴有心血管的危险因素

心血管的危险因素主要有以下几点：

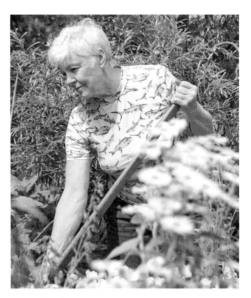

①年龄：男性 >55 岁，女性 >65 岁。

②吸烟。

③血总胆固醇 >6.2 毫摩尔 / 升（240 毫克 / 分升）。

④糖尿病。

⑤有早发心血管疾病的家族史（发病年龄男 <55 岁，女 <65 岁）。

⑥肥胖。

⑦以静息为主的生活方式。

（3）评估参加者是否会合并重要器官的损害

高血压患者可因高血压造成心、肾改变，如左心室肥厚、蛋白尿和肾功能不正常、大动脉硬化斑块形成以及视网膜动脉硬化。

（4）危险分组

依据参加运动疗法的高血压患者

123

的血压水平、心血管疾病危险因素的数目和合并重要器官的损害程度，将患者分为高危组、中危组和低危组3组，针对不同的情况给予不同的药物治疗和运动疗法。

①高危组高血压水平属轻度或中度，但兼有3种或3种以上危险因素，合并重要器官如心、脑、肾有损害等，应进行药物治疗。若合并有心脏病，则采取运动疗法时应按心脏病的运动疗法的原则制订运动康复疗法。

②中危组高血压水平属轻度或中度，同时有1～2个危险因素。若收缩压≥18.7千帕（140毫米汞柱）、舒张压≥12千帕（90毫米汞柱）时就应开始药物治疗；若收缩压<18.7千帕（140毫米汞柱）、舒张压<12千帕（90毫米汞柱）时，应观察是

否需要药物治疗。但上述两种情况都适合采取运动疗法。

③男性年龄<55岁、女性年龄<65岁的高血压患者，无其他危险因素及无合并器官损害者，属低危组。

应监测血压及其他危险因素。若收缩压≥20.0千帕（150毫米汞柱）、舒张压≥12.0千帕（90毫米汞柱）时，应开始药物治疗；若收缩压<20.0千帕（150毫米汞柱）、舒张压<12.7千帕（95毫米汞柱）时，应继续监测。低危组采取运动疗法，不仅能降压或维持理想血压水平，还能防止高血压引起的重要器官的损伤。

2 高血压的运动康复疗法

运动类型

应选择可降低外周血管阻力、低

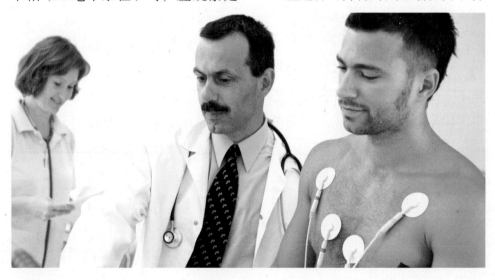

强度、有节律的运动类型，最简单常见的运动有步行、慢跑、骑自行车和游泳等，还可以结合放松运动如体操、太极拳和气功等。

高血压患者不应进行无氧运动，如短跑、拔河、投掷、潜泳等，因为这些运动可引起血压上升，尤其可使高血压患者的舒张压明显上升。

运动强度

低强度运动时的目标心率为最大心率的 60% ~ 70%。

放松呼吸操

高血压患者可选择放松呼吸操，因其简易有效，尤其适用于中老年人。

（1）起势呼吸

起势：两脚开立，与肩同宽，两臂垂于两侧，掌心向内。

①吸气时，两臂侧平举与肩平行，掌心向下。

②呼气时，两臂由体侧向前，掌心向下。

③自然呼吸，两臂慢慢放下，同时屈膝半蹲。然后直立还原成起势。

重复 8 ~ 10 次。

（2）托天呼吸

起势：两脚并立，两臂下垂。

①吸气鼓腹，两臂屈肘于腹前，四指相对，掌心向上。

②呼气收腹，两手由腹前经胸前

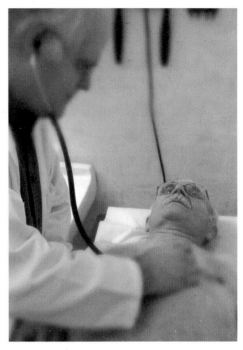

至头上方，翻腕，掌心向上。

③自然呼吸，两臂由体侧落下，两腿半蹲。然后直立还原成起势。

重复 8 ~ 10 次。

（3）平举呼吸

起势：两脚开立，两臂下垂。

①吸气时两臂侧平举，掌心向上。

②呼气时重心移至右腿成侧弓步，右臂上举，上身向左侧屈，两掌心相对成抱球状。

③自然呼吸，右臂经体前向左下绕，与左臂一同伸向左侧下方，屈膝呈半蹲位。

④吸气时转换成正面半蹲位，两臂侧平举，掌心向上。然后呼气直立，还原成起势。

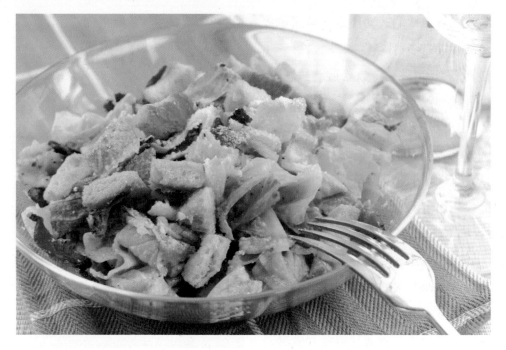

左右交换重复 8 ~ 10 次。

（4）丹田穴呼吸

起势：两脚并立，两臂下垂。

①吸气时左脚向左前方迈出一步，重心移至左脚上，同时两臂向左上方斜举，掌心相对。

②呼气时左腿收回，两臂自然落下，双手重叠于脐下丹田穴处。自然呼吸，还原成起势。

左右交换，重复 8 ~ 10 次。

运动指导：

（1）呼吸应缓慢而舒展，深吸气、深呼气。

（2）动作应柔和、有节律，与呼吸配合。

（3）意念安静放松。

冠 心 病

运动指导

运动固然对冠心病患者有好处，但运动不当也会给冠心病患者带来坏处。因此，冠心病患者在参加体育运动时，必须注意以下问题：

（1）运动前要避免情绪激动。精神紧张、情绪激动均可使血中儿茶酚胺增加，心室颤动阈降低。此外再加上运动有诱发室颤的危险，因此心绞痛发作 3 天之内、心肌梗死后半年之内的患者，不宜做比较剧烈的运动。

（2）运动前不宜饱餐。因为进食后人体内流至胃肠帮助消化的血液增加，而心脏供血相对减少，易引起冠状动脉相对供血不足，从而发生心绞痛。

（3）运动要循序渐进，持之以恒。平时不运动者，不要突然从事剧烈的运动。

（4）运动时应避免穿得太厚，免得影响散热，增快心率，增加心肌耗氧量。

（5）运动后不要马上洗热水澡。因为全身浸在热水中，必然造成血管扩张，使心脏供血相对减少。

（6）运动后不要吸烟。有些人常把吸烟作为运动后的一种休息，这是十分有害的。因为运动后心脏有一段易损期，吸烟易诱发心脏意外。

运动康复疗法

冠心病患者的运动康复疗法应当因人而异。

1 运动类型

心脏病运动康复疗法中的运动类型有改善心肺功能的有氧耐力运动、灵活性运动、力量运动和循环运动等。

（1）改善心肺功能的有氧耐力运动

改善心肺功能的有氧耐力运动包括全身和局部肌肉的耐力运动。有氧耐力运动是身体大肌肉群的运动，有节律，持续时间长，有益于心血管的

健康，如步行、慢跑、游泳、跳绳等。但应注意，中等以上程度骨质疏松的患者不宜进行，因为容易发生骨折。

有氧耐力运动不仅能增强心脏功能，提高耐力，预防和治疗心血管疾病，还能调节植物神经的平衡功能，控制机体的应激反应，避免冠心病患者发生心血管的激烈反应，如心率过速和血压上升所引起的心肌缺血及心脏意外。

有氧耐力运动可分为两组。第1组是运动强度不大、运动过程中心率变化也不大的运动，如步行、慢跑、游泳和自行车等。第2组是运动强度不易掌握、运动过程中心率变化大的运动，如舞蹈和游戏等。冠心病患者在早期康复阶段应进行第1组运动。第2组运动的优点是可提高患者的兴趣，不会枯燥和乏味。参加第2组运动时要减少比赛的成分，以免患者产

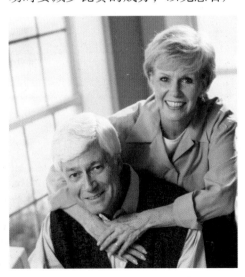

生紧张心理。此外活动的组织者应熟悉冠心病患者在活动中可能出现的生理和心理反应，确保其安全。

冠心病局部肌肉耐力运动，是为了增加局部肌肉耐力、肌力和协调能力。局部肌肉的耐力训练是动静结合、交替进行的，运动强度要小，持续时间要适中。

（2）灵活性运动

为了维持肌肉骨骼的灵活性，应让关节在适当范围内活动。灵活性运动包括跳舞、四肢伸展、关节活动等。在进行有氧运动前，应做 10 ～ 30 秒的静止伸展运动，伸展程度以不引起疼痛为限。伸展训练包括准备活动

和整理活动，可改善和维持一个关节或一系列关节的活动范围，每周 3 次。一方面，训练时要求进行肩、臀、身体和下肢等主要关节的放松运动，从简单的屈伸活动开始，然后在几个方向和平面上活动；另一方面，从低强度开始，逐渐重复和加强，最后达到冠心病患者个人的运动水平。训练时间因人而异。

（3）力量运动

力量运动应在心血管疾病运动疗法的专业人员的指导下进行，不可盲目地进行，以免发生意外。主要包括：杠铃、哑铃、单杠、双杠等。

临床稳定和低危的冠心病患者才能参加力量运动。力量运动占的比例小，应通过带功率计的上肢测定仪测出运动强度，并制订力量运动的运动康复疗法。力量运动中要有医学监测。患者在运动中应保持正确的呼吸节奏，避免用力闭气。力量运动可改善心血管功能，增强肌力和局部肌肉耐力，有利于冠心病患者从事以上肢为主的日常活动，并使其能安全地完成这些活动。

（4）循环训练

循环训练由不同形式的运动组合并循环进行。采用多种运动器械，如平板机、功率自行车和拉力器等。这是近年来较流行的一种运动方案，适于左心室功能较好、运动能力较高的冠心病患者。

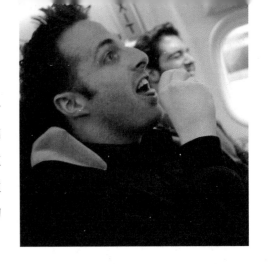

专家发言

计算冠心病患者运动强度的简捷方法

1. 心率

排除环境、心理刺激或疾病等因素，心率会随运动强度的增加而加快。心率和运动强度常呈线性关系，所以可用心率的快慢来表示运动强度的大小。

为了获得较好的运动效果、确保安全运动，应当采取适宜的运动强度，与此相应的运动时心率称为目标心率（即靶心率）。目标心率是由个人最大心率计算的，将最大心率乘以适宜范围的百分数，即可得出目标心率。

（1）最大心率

可按年龄预计和由运动试验测定最大心率。

①按年龄预计最大心率。

②由运动试验测定最大心率：若按年龄预计的最大心率计算目标心率来指导运动，实际的运动强度往往高于患者所能适应的运动强度，容易发生危险。建议冠心病患者进行运动训练前，最好到康复专科医院由运动试验测定最大心率，然后计算出目标心率，以此监测和调整自己的运动。

（2）目标心率

确定个人最大心率后，便可按下式计算目标心率。

目标心率 ＝ 最大心率 × 百分数

式中百分数的范围应根据患者的体能状况而定。一般为 60％～75％，体能差的可为 40％～60％。因此应参考个人的年龄、性别、健康状况、疾病的阶段、体能水平、有无运动训练史和是否为初次参加运动者而确定其百分数值，以后再根据个人在运动训练过程中的反应，来调整目标心率。

2. 代谢当量

代谢当量是安静坐位代谢水平的倍数，相当于每千克体重每分钟 3.5 毫升的摄氧量。例如某人体重为 50 千克，安静坐位为 1 代谢当量，他的摄氧量为每分钟 175 毫升；若在运动中的代谢当量为 10，则其摄氧量为 1750 毫升，是其安静坐位时摄氧量的 10 倍。用代谢当量表示运动强度较为实用，常用以表示机体的功能状态、日常生活和体力活动的能力。

2 医疗体操

适用于冠心病患者的康复体操，可分为卧位体操、坐位体操、立位体操和按代谢当量递增的体操。需要监护治疗或心脏功能较差的冠心病患者，应在心电和血压监测下，由康复治疗师协助做卧位体操。在恢复过程中先做坐位体操，随着体能的增强，逐步改做立位体操。这套体操也适合于其他疾病的康复治疗。

冠心病患者的体操动作与深缓的呼吸配合，可起到调节心率和血压的作用。开始时着重于动作，以后随着有规律的收缩和舒展动作，再与呼吸配合，将会有较好的疗效。

开始做体操时，动作应缓慢，中间稍微休息片刻，注意根据患者的反应来调整动作的快慢和休息时间。做操时的心率不能超过患者的目标心率，患者应无胸闷、气短和心前区疼痛等症状。

3 宜忌事项

适应证：

（1）无急性心肌梗死并发症或并发症已经控制的患者。

（2）稳定性心绞痛。

（3）冠心病介入性治疗后：如经冠状动脉成形手术后的患者。

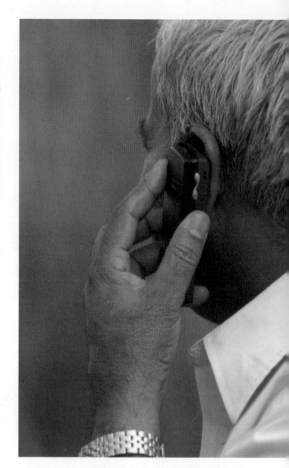

（4）心脏手术后：如经冠状动脉搭桥手术后的患者，也适用于心脏瓣膜置换手术后、心脏移植手术后的患者。

（5）由运动试验、放射性核素或冠脉造影诊断的心脏病患者。

（6）稳定性慢性心脏功能降低的患者。

禁忌证：

（1）急性心肌梗死或心肌梗死合并室壁瘤。

（2）不稳定心绞痛。

（3）心力衰竭。

（4）中、重度瓣膜病或先天性心脏病。

（5）急性或严重慢性疾病。

（6）严重高血压。

（7）急性心包炎或心肌炎。

（8）肺栓塞。

（9）严重主动脉狭窄。

（10）严重残疾不能运动。

心律失常

心律失常是由于各种原因使心脏冲动的形成或传导发生障碍，造成整个的或部分心脏的活动频率过快或过慢，节律不规则。

正常心律是窦性心律，这时窦房结发出每分钟 60～100 次、有规律的冲动，控制整个心脏的搏动。

窦性心律受植物神经系统（交感神经和副交感神经）功能的影响，

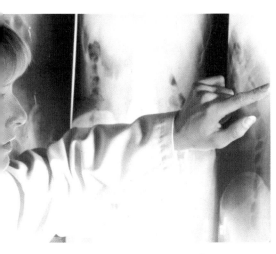

交感神经兴奋时，窦房结的自律性增高，心率加快；迷走神经，即副交感神经兴奋时，窦房结的自律性受抑制，心率减慢，甚至停止。正常人迷走神经对心脏的紧张性支配大于交感神经，而迷走神经的张力变动直接影响窦房结的正常节律，可使有些人心率加快或减慢交替出现，此称为窦性心律不齐。

窦性心律不齐根据它与呼吸周期有无关系可分为两种。一种与呼吸周期有关，叫做呼吸型窦性心律不齐，又称迷走神经型窦性心律不齐，是由于迷走神经的张力强弱不均所致，在安静或心跳缓慢时可以出现，有时仅出现于睡眠或卧位时。任何使心率增快的原因，如体力劳动、运动、情绪激动、发热等，均可使窦性心律不齐消失。它常常见于健康人和 50 岁以上中老人。因此，呼吸型窦性心律不齐是一种生理现象。

另一种是与呼吸周期无关，又称非呼吸型心律失常。可发生在患有冠心病、风湿性心脏病、心肌炎及各种有心脏器质性疾病的患者身上。心律失常临床可以没有症状表现，也可有胸闷、心前区不适或心前区绞痛等。心律失常者进行气功治疗的疗效较为显著。

运动康复疗法

1 疗法一

此功法可使浊气下降,清气上升。能滋阴补肾、调理神经。此功站、坐、卧都能练。

(1)站式:开脚站立,两脚距离与肩同宽,两臂松垂,两掌心贴近股骨外侧,头顶正直,舌抵上颚,体重平均在两脚,摒除杂念,放松身心。

(2)坐式:平坐于椅子上,两脚分开与肩同宽,大腿与小腿呈90°,身体正直,下颌微收,两手扶在两大腿上,全身放松。

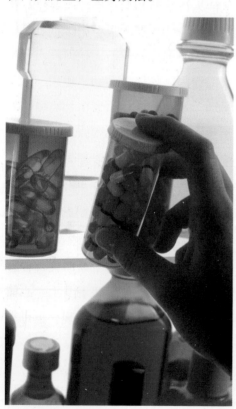

(3)卧式:仰卧,头枕在高低适度的枕头上,两脚分开与肩同宽,两手放身体两侧大腿旁边,掌心向下,全身放松。

运动指导:

两眼轻闭,意想头顶放松,两耳放松,两肩放松,两臂放松,两手掌放松,两手指尖放松;然后再想脖子放松,前胸放松,腹部放松,会阴部放松,两大腿放松,两膝放松,两小腿放松,脚面放松,脚底放松,十根脚趾依次放松;最后两脚好像浸泡在温水里(夏天泡在凉水里),然后默念"全身放松"3遍。每个部位放松要在30秒以上,每日早晚各练1次。

2 疗法二

此功对治疗冠心病、风湿性心脏病、心律不齐效果显著。

运动指导:

平坐于椅子上,两掌摩搓64下。左手放小腹前,掌心贴小腹。右手抬起,掌心对准心脏部位。掌心距离胸部约10厘米,意想心脏是团红色的火。每次意想20~30分钟。

3 疗法三

心律失常患者,可随时意想心脏无病,病气自心脏沿手少阴心经,由

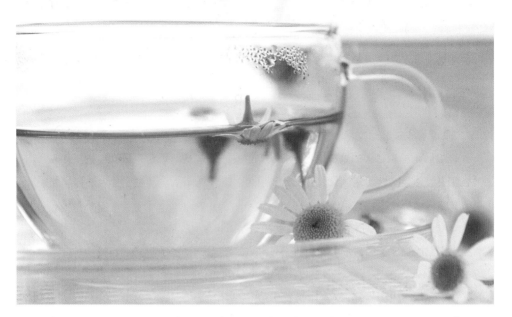

两手小指排出。此功站、坐、卧都可练习。

风湿性心瓣膜病

风湿性心瓣膜病，是急性风湿热引起心脏炎后遗留下来，并以瓣膜病为主的心脏病。临床表现是病变的瓣膜区出现心脏杂音，心室心房增大，后期出现心脏功能不全等。

在慢性风湿性心瓣膜病形成的过程中，如风湿热引起的风湿性心脏炎已被控制，则心包仅有局限性粘连而心肌仅有局限性纤维化，多无临床重要性。但由于风湿热容易反复发作，所以在风湿性心瓣膜病形成后，活动性心脏炎仍可继续存在和发展，并不

断地加重瓣膜的损坏和心脏的负担。这样，在诊断和治疗慢性风湿性心瓣膜病时，应特别注意有无风湿。

运动康复疗法

疗法一

开脚站立，两脚距离与肩同宽，两臂松垂，掌心贴近股骨外侧，体重平均在两脚，头顶正直，舌抵上颚，摒除杂念，放松身心。

两臂侧平上举至体侧90°，掌心向前，手指展开，自然伸直，意想十根手指。每次站30分钟，每日早晚各站1次。

2 疗法二

平坐于椅子上，两脚分开与肩同

宽，大腿与小腿呈 90°，身体正直，下颌微收。

两掌相合摩搓 64 下。左手放小腹前，掌心对准小腹，相距 10 厘米左右；右手抬起，掌心对准心脏部位。掌心距胸部 10 厘米，意想心脏是红色的，每次做 20 分钟，每日做 2 次。

专家发言

轻度或中度的二尖瓣狭窄患者，只有明显体征而无症状或仅有轻微症状，并且大都能胜任一般体力活动。但一旦病程进入肺静脉和肺毛细血管高压期，会由于肺瘀血而出现以下临床症状：

常在劳动后出现呼吸困难，产生的原因是由于肺组织瘀血而僵硬，因而呼吸费力。约 10% 患者因二尖瓣口非常狭窄，在呼吸道感染、体力活动、情绪激动、妊娠等各种诱发因素引起心动过速的情况下，常发生严重的阵发性呼吸困难或急性肺水肿。

心悸，是左心房压力增高，导致房性心律失常，或由心动过速或心房纤颤等引起。

咳嗽，最为常见，多在夜间平卧或劳动后出现。其原因是肺瘀血，扩大的左心房压迫左支气管或因合并肺、支气管感染所致。咳嗽常伴有黏液性、黏液脓性或泡沫样痰。

压迫症状，如左心房明显扩张压迫食管，可引起吞咽困难；左肺动脉明显扩张，压迫左侧喉返神经，可引起声音嘶哑。

胸痛，见于 10% 的患者，是右心室肥厚，血输出量减少，使心肌缺血所致。